Paolo Bavastro

Bluthochdruck

aethera®

die heilenden Kräfte im Menschen stärken,
die Bildung des eigenständigen Urteils unterstützen,
die Initiativbereitschaft von Patienten und Verbrauchern fördern.

Über dieses Buch: Bluthochdruck erzeugt zunächst meist keine Symptome, durch die sich der Betroffene krank fühlt. Dem stehen gravierende gesundheitliche Schäden gegenüber, die sich einstellen, wenn der Blutdruck langfristig nicht oder nur ungenügend behandelt wird.
Paolo Bavastro gibt dem Patienten in diesem Buch alle wichtigen Informationen, die es ihm ermöglichen, seine individuelle Situation einzuschätzen, alternative Möglichkeiten der Blutdrucksenkung auszuschöpfen und die optimale Therapie zu finden.

Der Autor: Dott. Paolo Bavastro (geboren 1949), Facharzt für Innere Medizin, Kardiologie, Ernährungsmedizin (DGEM), Anthroposophische Medizin (GAÄD) und Hypertensiologie (DHL), ist spezialisiert auf die Behandlung des hohen Blutdrucks. Den Schwerpunkt seiner Arbeit bilden die ganzheitliche Medizin in all ihren Aspekten, ethische Fragen der Medizin, Gesundheitspolitik, Patientenverfügung und Transplantationsmedizin. Darüber hinaus hat er auch mit ca. 200 Veröffentlichungen, darunter zahlreiche Bücher, Bekanntheit erlangt. Zuletzt erschienen *Patientenverfügung – Vorsorgevollmacht. Sicherheit am Lebensende oder gefährliche Illusion?* (Bad Schussenried 2014) und *Organtransfer* (hrsg. gemeinsam mit Günter Kollert, Dornach 2014). In Arbeit: *Organtransplantation. Eine kritische Analyse der Phänomene*. Paolo Bavastro ist Träger des Bundesverdienstkreuzes.

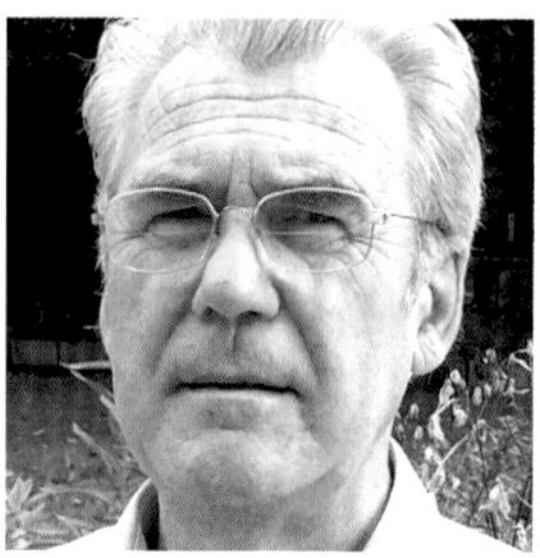

Paolo Bavastro

Bluthochdruck

ganzheitlich und individuell behandeln

aethera®

Wichtiger Hinweis:
Sämtliche Angaben und Empfehlungen in diesem Buch wurden sorgfältig überprüft und in Übereinstimmung mit dem neuesten Wissensstand erarbeitet. Bei Heilmittel- oder Therapie-Empfehlungen handelt es sich um eine Auswahl ohne Anspruch auf Vollständigkeit, in der sich die Verordnungspraxis des Autors spiegelt. Die Nennung von Handelsnamen oder Warenbezeichnungen geschieht im Rahmen der allgemeinen Pressefreiheit ohne Rücksicht auf Erzeugerinteressen; eine Werbeabsicht ist damit keinesfalls verbunden. Angaben zu Medikamenten und therapeutischen Maßnahmen erfolgen mit der Einschränkung, dass Dosierungs- und Anwendungshinweise durch neue Erkenntnisse in der Forschung, klinische Erfahrungen und das sich verändernde Angebot an Präparaten dem Wandel der Zeit unterworfen sein können. Da auch menschliche Irrtümer und Druckfehler nie ganz auszuschließen sind, wird für Anwendungs- und Dosierungshinweise sowie für die Wirkung der Präparate keine Gewähr übernommen. Jeder Benutzer wird dringend aufgefordert, die Angaben in diesem Buch anhand der Herstellerinformationen auf dem Beipackzettel auf ihre Richtigkeit zu überprüfen und die dort gegebenen Empfehlungen für die Dosierung und Kontraindikationen zu beachten. In Zweifelsfällen sollte immer ein Arzt aufgesucht werden, insbesondere wenn die Beschwerden über mehrere Tage andauern. Die Angaben in diesem Buch sind weder dazu bestimmt noch geeignet, einen notwendigen Arztbesuch zu ersetzen. Eine Haftung vonseiten der Autoren oder des Verlages für Personen-, Sach- und Vermögensschäden ist ausgeschlossen.

ISBN 978-3-8251-8005-8

aethera® ist ein Imprint des Verlags Urachhaus, Stuttgart
Landhausstraße 82, 70190 Stuttgart
www.aethera.de

Umschlagabbildung: © plainpicture/Elektrons 08
Layout und Einbandgestaltung: Manfred Christ
Druck: DZA Druckerei zu Altenburg GmbH, Altenburg

Inhalt

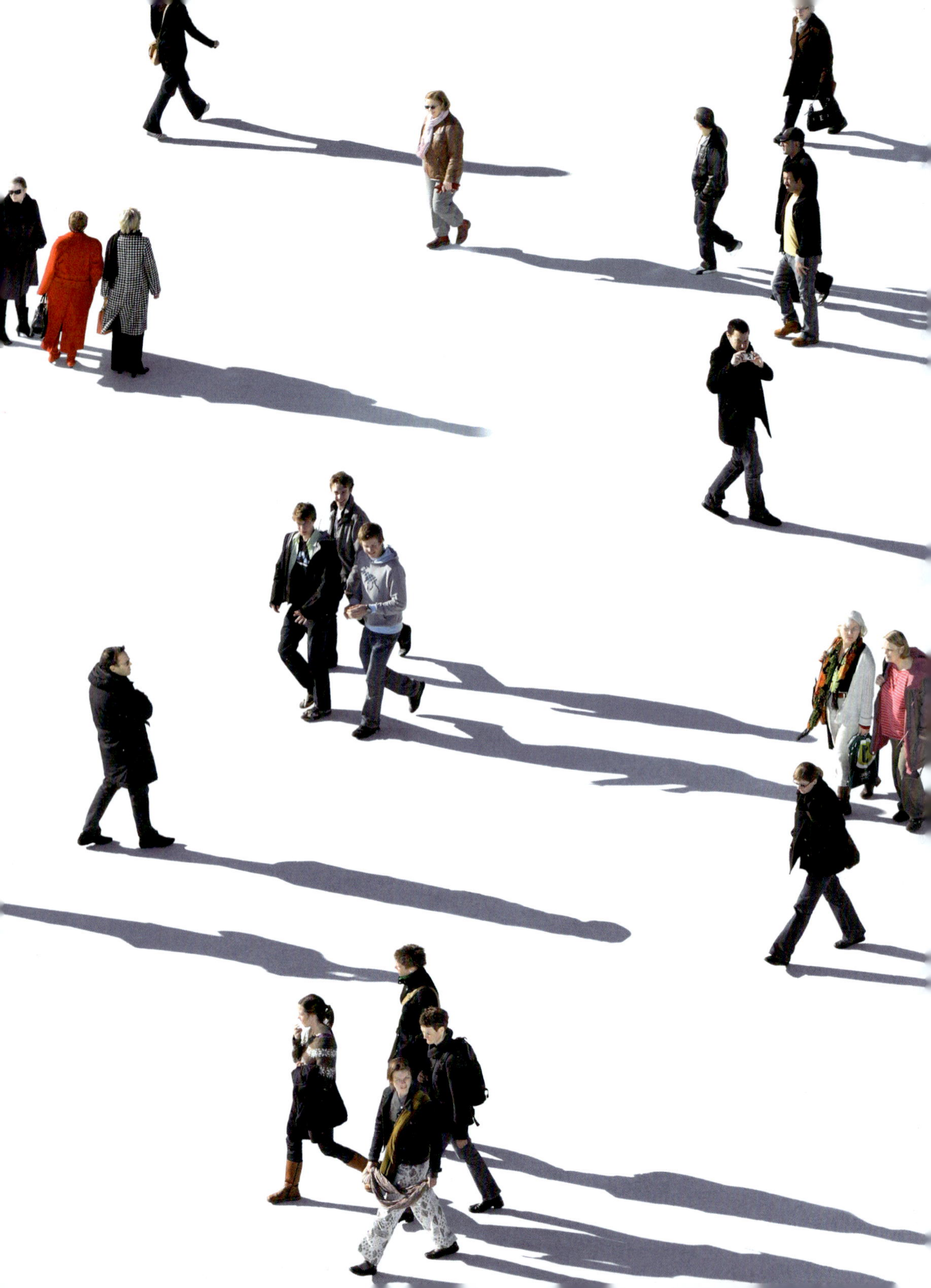

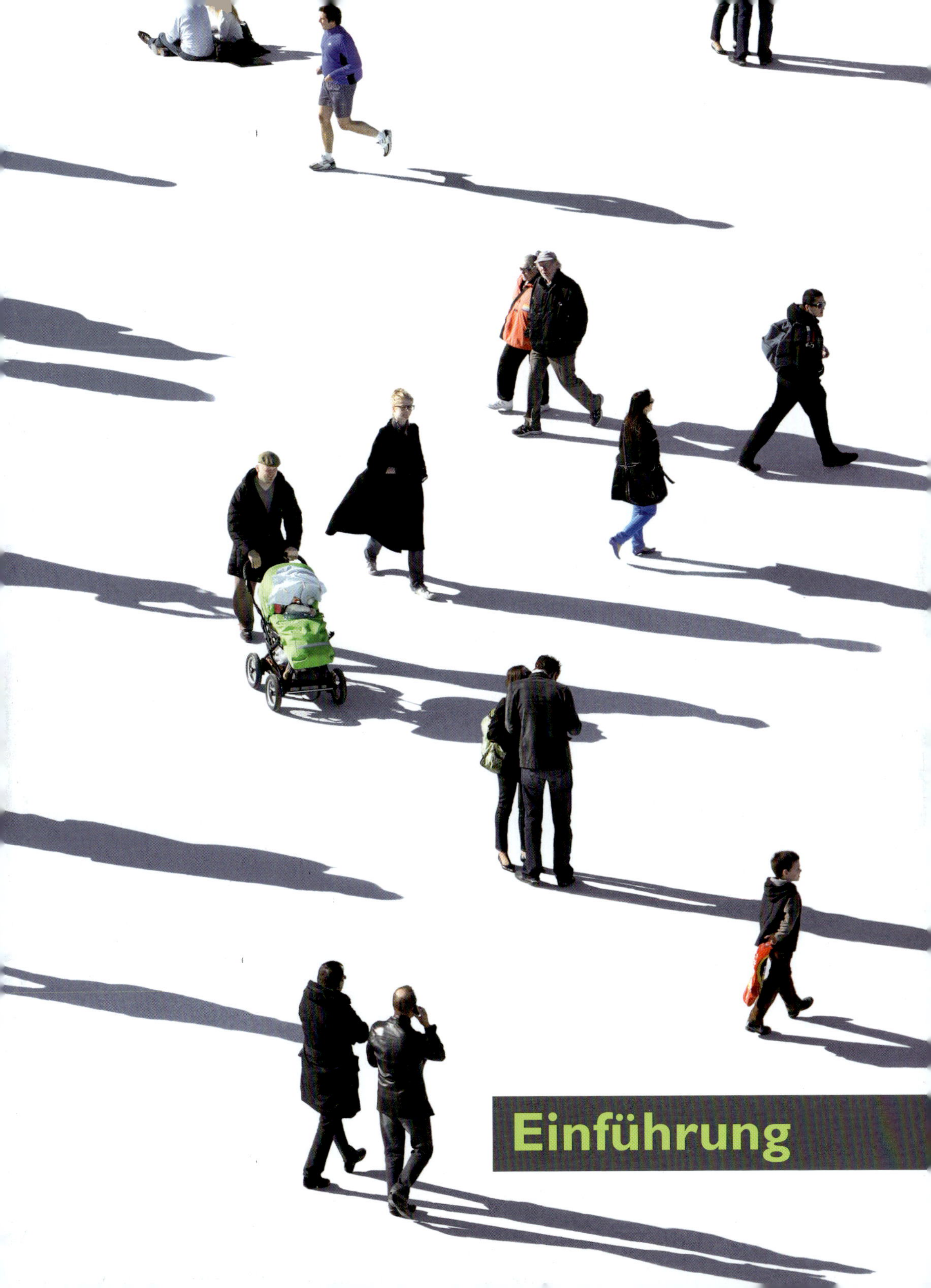

Einführung

Der hohe Blutdruck, arterielle Hypertonie, ist die häufigste Erkrankung in Deutschland: Etwa 40 Millionen Menschen sind davon betroffen. Und dabei handelt es sich nicht nur um Ältere. Betrachtet man die Menschen, die über 35 Jahre alt sind, müssen bereits 40 % als Hypertoniker bezeichnet werden, bei Menschen über 50 Jahre hat mindestens jeder zweite einen hohen Blutdruck, bei Menschen über 65 Jahre sind es sogar über 80 %.

nicht nur alte Menschen sind betroffen

In den europäischen Ländern gehen 40 % der Todesfälle auf das Konto von Herz-Kreislauf-Erkrankungen. Der hohe Blutdruck ist die Hauptursache für diese Erkrankungen und für die Sterblichkeit. Eine Studie aus 50 Ländern, im Dezember 2012 in *The Lancet* veröffentlicht, ergab, dass die Hypertonie der weltweit größte Killer ist.

Dass Bluthochdruck schwere gesundheitliche Schäden verursacht, ist leider viel zu wenig bekannt. Eine gute Behandlung verhindert solche Schäden und reduziert die Sterblichkeit ganz erheblich.

schwere gesundheitliche Schäden

Auch unsere Lebensweise spielt im Zusammenhang mit Bluthochdruck eine Rolle. Studien zufolge lebt aber nur jeder siebte Bundesbürger gesund.

Da ein erhöhter Blutdruck in den meisten Fällen zunächst keine Beschwerden verursacht, wissen viele Menschen gar nicht, dass sie erhöhte Werte haben. Auf diese Weise wird der Bluthochdruck als chronische Erkrankung gar nicht wahrgenommen. Und selbst wenn die Patienten von den Werten wissen, neigen viele dazu, sie aufgrund der fehlenden Symptome nicht ernst zu nehmen. Bluthochdruck wird daher zu Recht auch »silent killer« genannt.

Manchem mögen die Ausführungen im Vergleich zu banalisierenden und vereinfachenden Ratgebern, die der Komplexität der Materie in keiner Weise gerecht werden, ungewohnt erscheinen. Ziel dieses Buches ist es aber, dem interessierten Laien, dem mündigen Bürger die nötigen Informationen zu geben, warum der hohe Blutdruck so gefährlich ist, was man selber dagegen tun kann und wie differenziert eine Behandlung sein muss. Denn nur wenn ein Patient über genügend Informationen verfügt, kann er auch die nötige Einsicht erwerben, um die Medikamente regelmäßig einzunehmen – und damit ist die Grundvoraussetzung für eine gute Einstellung des Blutdrucks und damit für die Verhinderung schwerwiegender Folgen gegeben.

der mündige Patient

Auch der behandelnde Hausarzt, der in der Regel kein Hypertensiologe ist, mag in diesem Buch wertvolle Anregungen finden.

Es ist aus jahrelanger stationärer und ambulanter Erfahrung in der Behandlung von hohem Blutdruck entstanden: Die Fragen, die die Patienten immer wieder stellen, Probleme, die oft auftreten, die Aspekte, die man bei einer individuellen Behandlung berücksichtigen muss, die Unsicherheiten, die bei vielen Patienten bestehen – all diese Dinge sind mit eingeflossen.

Möge sich jeder Patient mit hohem Blutdruck daraus die Motivation nehmen, die Behandlung konsequent durchzuhalten: Es geht schließlich nicht um die Behandlung von Werten, sondern darum, durch eine individuelle Behandlung die oft verheerenden Folgen zu vermeiden. Denn die Folgen des hohen Blutdrucks sind kein unabwendbares Schicksal. Es ist vielmehr die Aufgabe eines jeden Einzelnen, für seine Gesundheit aktiv etwas zu unternehmen.

kein unabwendbares Schicksal

Ich habe die häufigsten und relevanten Aspekte geschildert. Akademisch interessante Seltenheiten sind bewusst weggelassen worden, da sie in der täglichen Arbeit mit Bluthochdruckpatienten keine Rolle spielen.

Im Anhang sind schließlich die Hauptgründe geschildert, weshalb so viele Patienten in Deutschland leider so schlecht behandelt sind.

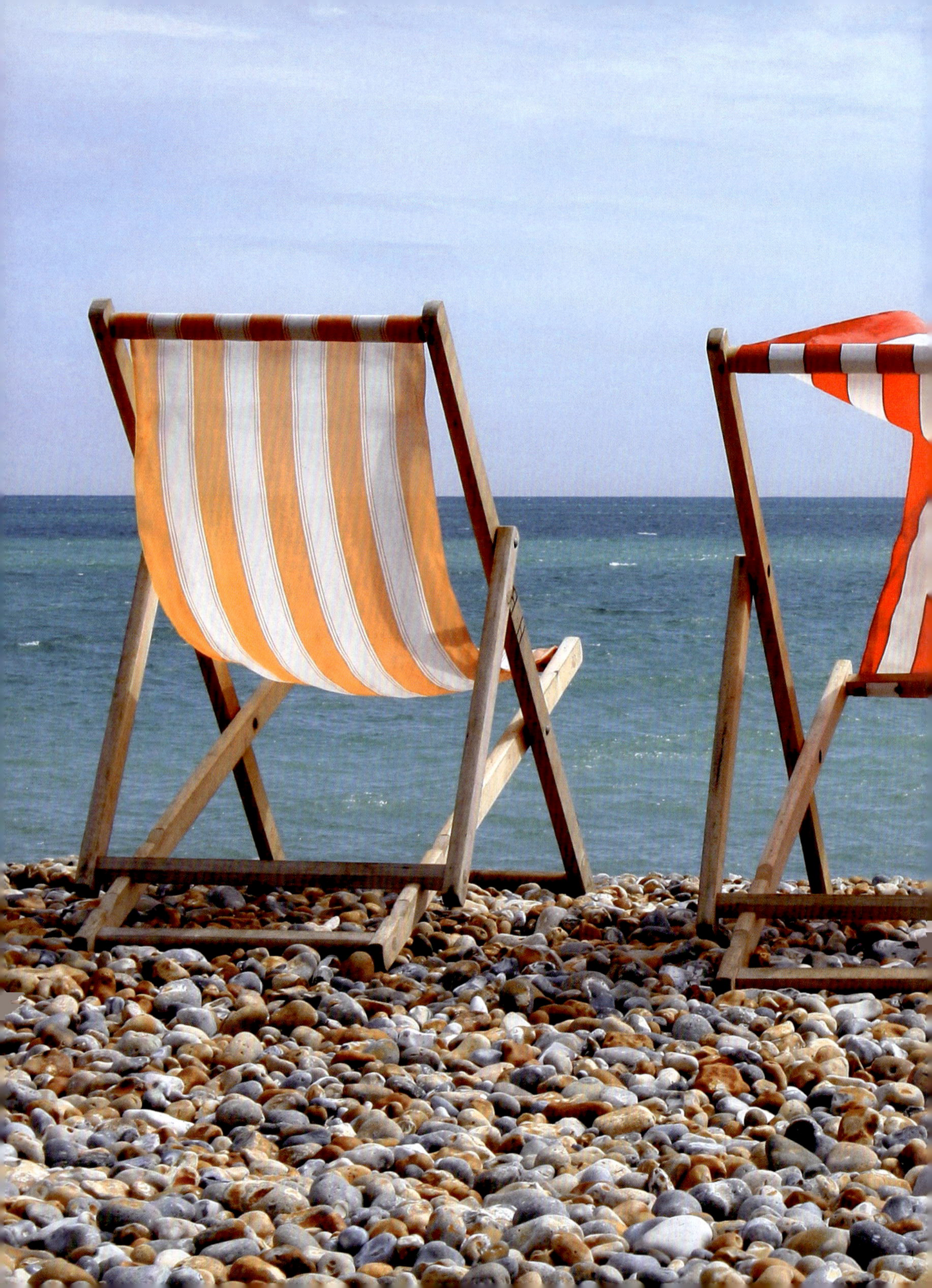

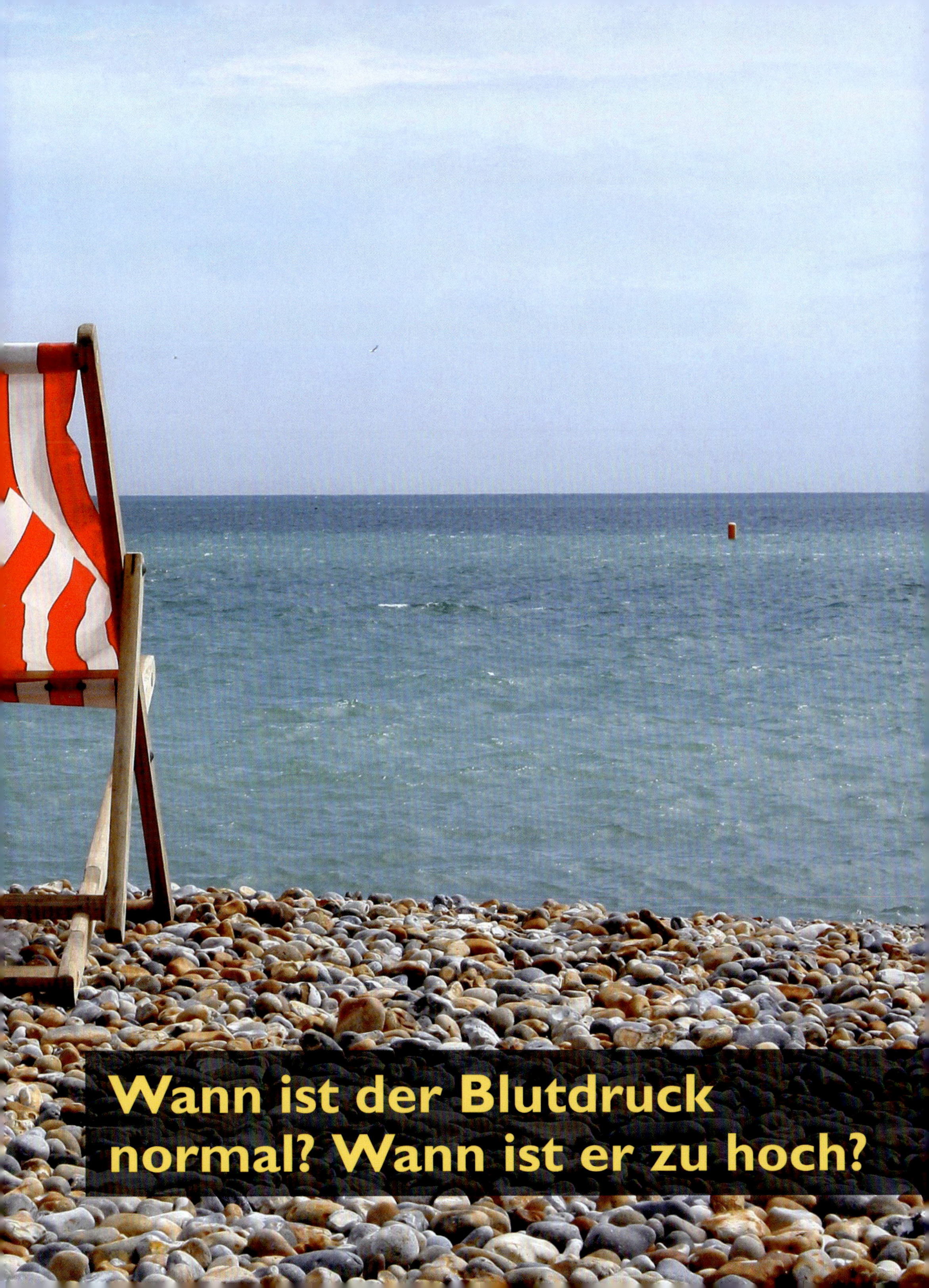

Wann ist der Blutdruck normal? Wann ist er zu hoch?

systolischer und diastolischer Wert

Der Blutdruck wird immer mit zwei Werten gemessen, beispielsweise 135/85 mmHg. Der erste dieser Werte sagt aus, was für ein Druck in den Blutgefäßen herrscht, wenn sich das Herz zusammenzieht und dadurch Blut in die Arterien auswirft. Dieser Phase der Herzbewegung entsprechend, die Systole genannt wird, spricht man dann vom systolischen Blutdruckwert.

Der zweite Wert bei der Blutdruckmessung gibt an, welcher Druck während der Entspannung des Herzmuskels (Diastole genannt) in den Gefäßen vorliegt. Es ist der diastolische Wert. Die Abkürzung »mmHg« steht für die Einheit »Millimeter Quecksilbersäule«.

Grenzwert

Geht man von einem Grenzwert für den Blutdruck von 140/90 mmHg aus, gelten in Deutschland 20 bis 25 % der Bevölkerung als Hypertoniker. In der Altersgruppe der 35- bis 64-Jährigen weisen in Deutschland 55 von 100 Menschen einen Wert von über 140/90 mmHg auf, bei den über 50-Jährigen hat jeder Zweite einen hohen Blutdruck, bei den über 65-Jährigen haben 80 % einen hohen, behandlungsbedürftigen Blutdruck; in England sind es 36 von 100 und in den USA lediglich 26 von 100.

Nimmt man optimale Werte von etwa 120/80 mmHg als Maß, muss man leider davon ausgehen, dass 30 bis 50 % der Bevölkerung einen zu hohen Blutdruck haben – also fast jeder Zweite!

Wenn wir von einem normalen Blutdruck sprechen, so meinen wir einen Blutdruck, bei dem keine Blutdruck-bedingten Organschäden auftreten. Wir behandeln keine Werte, sondern wollen vermeidbare Schädigungen verschiedener Organe verhindern, und wenn solche schon aufgetreten sind, wollen wir diese rückgängig machen.

Einteilung der arteriellen Hypertonie

Kategorie	*Systolisch*	*Diastolisch*
Optimal	gleich/unter 120	unter 80
Normal	120–129	80–84
Hochnormal	130–139	85–89
Milde Hypertonie Grad 1	140–159	90–99

Kategorie	*Systolisch*	*Diastolisch*
Schwere Hypertonie Grad 2	160–179	100–109
Schwere Hypertonie Grad 3	gleich/über 180	gleich/über 110
Isolierte systolische Hypertonie	gleich/über 140	unter 90
Der jeweils höhere Wert (systolisch sowie diastolisch) bestimmt den Schweregrad.		

Selbst der sogenannte »hochnormale« Blutdruck von 130 bis 139 mmHg systolisch muss als behandlungsbedürftig eingestuft werden. Zwei Drittel der Menschen mit einem solchen Blutdruck entwickeln in den folgenden zwei Jahren einen noch höheren Blutdruck. Da bei den meisten dieser Patienten bereits weitere Gefährdungen ihrer Gesundheit vorliegen, muss auch ein »hochnormaler« Blutdruck – zum Schutz des Patienten – behandelt werden. In Amerika wird diese Stufe korrekterweise als Prä-Hypertonie definiert, da sich schon bei diesen Werten das Risiko einer Herzerkrankung um über 30 % erhöht.

der »hochnormale« Blutdruck

Die Normalwerte bei Kindern und Jugendlichen sehen anders aus.

Normalwerte bei Kindern und Jugendlichen

Alter	*Normalwerte*	*Beginnende Hypertonie*
Neugeborene	60/35 bis 64/41	> 90/50
1. Lebensjahr	85/40 bis 95/58	> 100/60
4 Jahre	95/50	> 110/70
8 Jahre	100/60	> 115/80
12 Jahre	105/62 bis 112/62	> 125/80
> 16 Jahre	115/65 bis 121/70	> 135/85

Wird bei Kindern ein hoher Blutdruck gemessen, so muss eine sehr sorgfältige Diagnostik durchgeführt werden, da deutlich häufiger als bei Erwachsenen

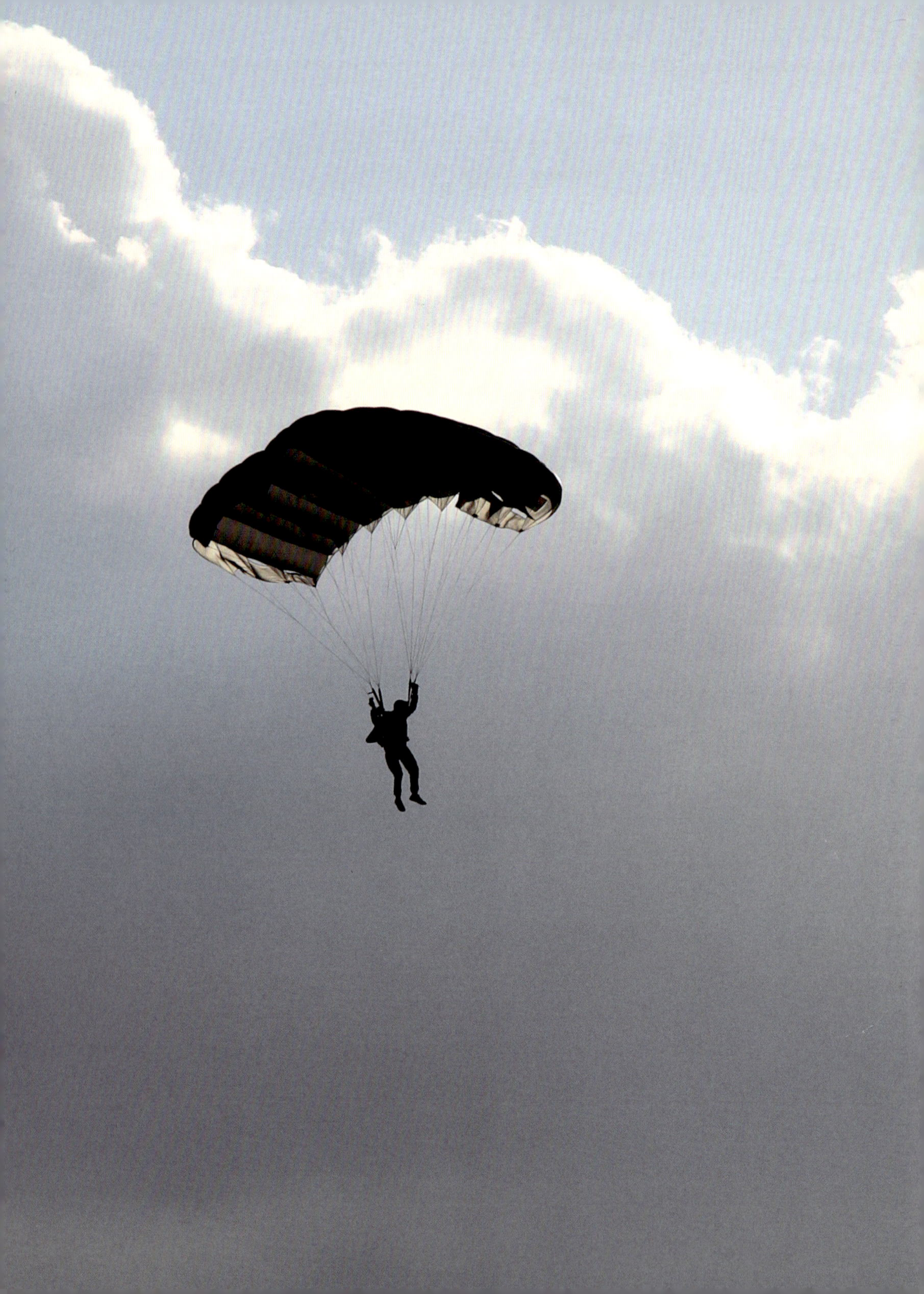

Nierenveränderungen oder andere Gefäßerkrankungen vorliegen. Der hohe Blutdruck verursacht auch bei Kindern erhebliche Schäden am Gefäßsystem, vor allem Verkalkungen der Herzkranzarterien und Verdickungen der Gefäßwände an den Halsschlagadern. Treten weitere Faktoren hinzu wie beispielsweise Fettstoffwechselstörungen, Rauchen, Störungen des Zuckerstoffwechsels, Bewegungsmangel oder Übergewicht – was gerade bei Jugendlichen immer häufiger der Fall ist –, so muss konsequent gehandelt werden, um Folgeerkrankungen zu verhindern. Änderungen des Lebensstils, vor allem, was die Ernährung, Bewegung, den TV-Konsum usw. betrifft, sind der erste notwendige Schritt.

Bluthochdruck bei Kindern

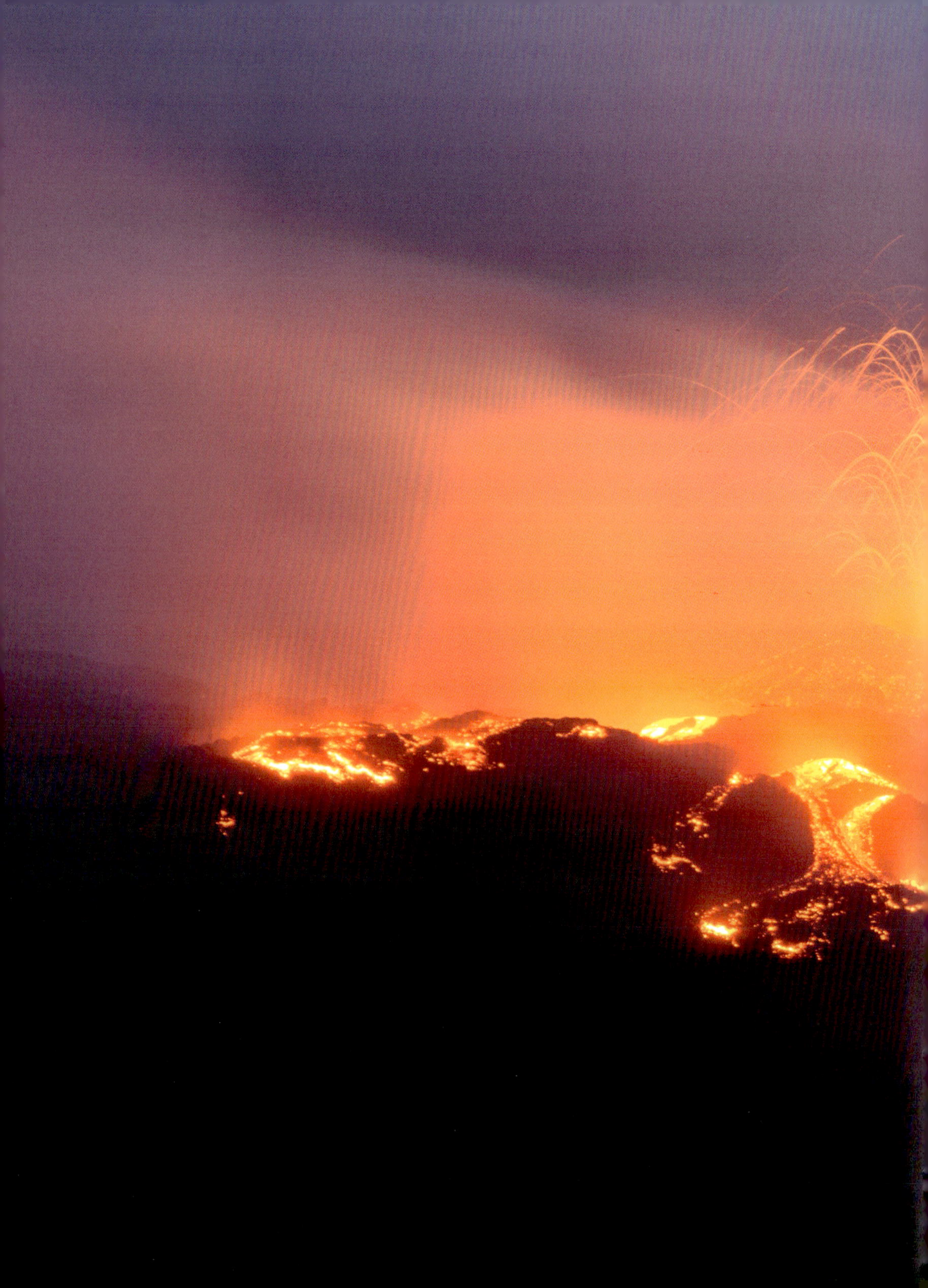

Wie gefährlich sind erhöhte Blutdruckwerte?

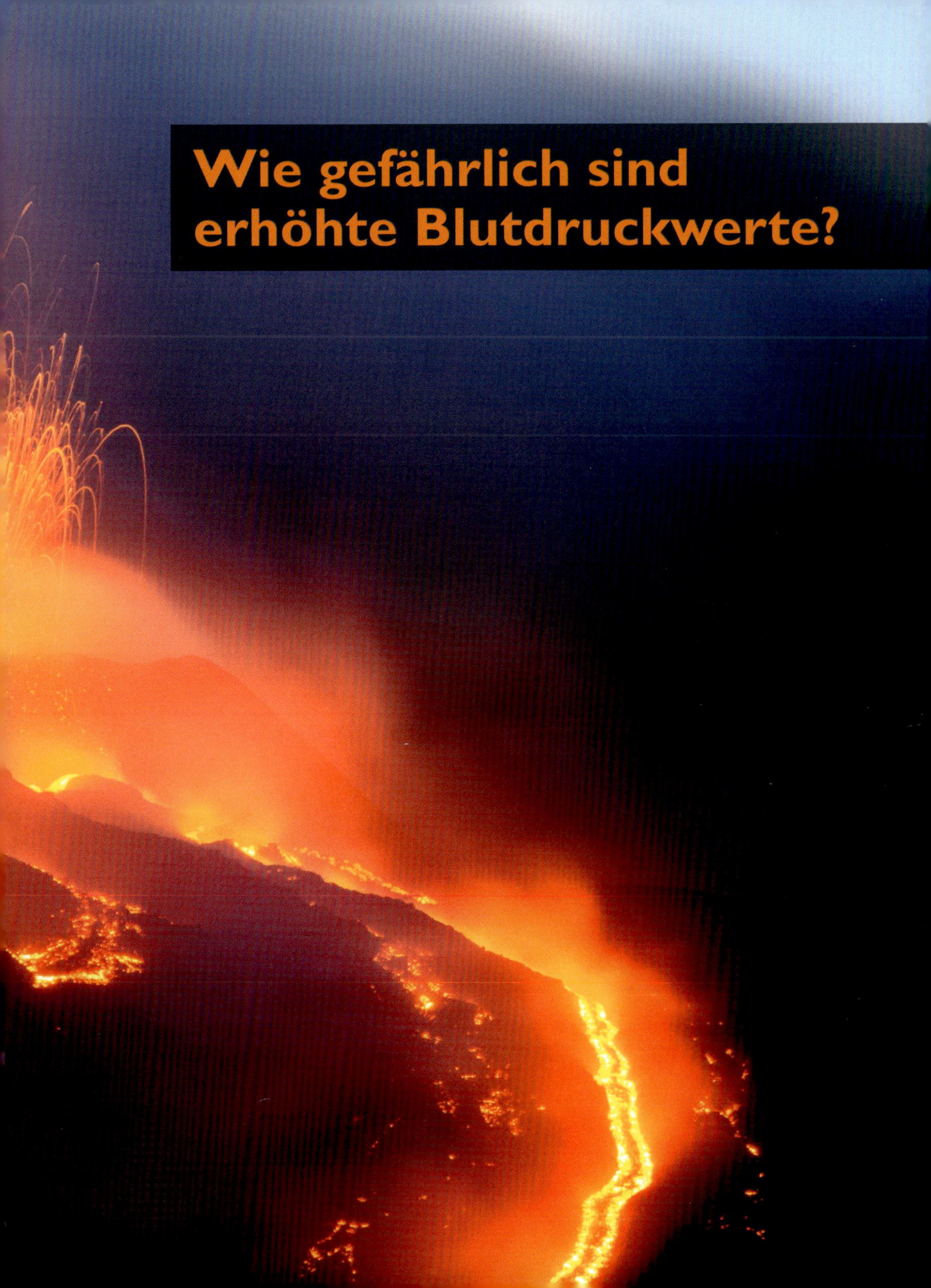

Betrachtet man Statistiken zu den gesundheitlichen Schäden und Risiken durch Bluthochdruck, wird das Ausmaß dieser »Volkskrankheit« deutlich. All dies unterstreicht nur, wie wichtig eine optimale Behandlung ist.

Auswirkungen von Bluthochdruck auf die Lebenserwartung

Blutdruck	*Reduktion der Lebenserwartung*
120/80	normal, nicht vermindert
130/90	um 10 % vermindert
140/95	um 22 % vermindert
150/100	um 40 % vermindert

(Daten aus dem Jahr 1961)

2002 und 2003 wurden diese Zusammenhänge in anderer Form bestätigt:

Blutdruck	*Sterblichkeitsrisiko an Herz-Kreislauf-Erkrankungen*
115/75	normale Sterblichkeit
135/85	Sterblichkeit 2-mal höher
155/95	Sterblichkeit 4-mal höher
175/105	Sterblichkeit 8-mal höher

gesundheitliche Schäden und Risiken

Die enorme Gefährlichkeit des erhöhten Blutdrucks ist seit nahezu 60 Jahren bestens bekannt. Wer heute noch die Meinung vertritt, ein Blutdruck von »100 + Alter« – wie es früher eine verbreitete Ansicht war – sei angemessen (also ein systolischer Blutdruck von 150 mmHg bei einem 50-Jährigen), denkt und handelt grob fahrlässig.

Tageskurve des Blutdrucks

Die normale Tageskurve des Blutdrucks zeigt höchste Werte im Verlauf des Nachmittags, sinkt dann gegen 2 bis 3 Uhr nachts auf den tiefsten Punkt, um gegen Morgen wieder zu steigen, weil der Organismus sich auf das Wach-Sein und auf Aktivität vorbereitet. Eine gewisse Schwankung ist immer vorhanden; seelische Regungen und körperliche Aktivität erhöhen den Blutdruck.

kalte Jahreszeit

Nicht selten ist der Blutdruck in der kalten Jahreszeit etwas höher; bei manchen Patienten muss man sogar im Winter die Dosis der Medikamente etwas erhöhen.

Das Ziel einer jeden Behandlung sollte sein, optimale Werte zu erreichen: also Werte unter 130 mmHg systolisch bzw. um 120 mmHg systolisch, in Ruhe gemessen. Nur so lassen sich Organschäden und Komplikationen vermeiden, nur so lassen sich bereits eingetretene Organschäden (beispielsweise eine Gefäßsteifigkeit oder Hypertrophie bzw. Verdickung der Herzmuskulatur) wieder zurückbilden.

In der Behandlung des hohen Blutdrucks muss die individuelle Situation des Patienten berücksichtigt werden, ebenso seine Lebensweise sowie seine Gefährdungen (Risikofaktoren).

gravierende Folgen verhindern

Wir behandeln den hohen Blutdruck nicht zum Selbstzweck oder um irgendwelche Werte zu erreichen, die international festgelegt wurden – wir behandeln vielmehr den Blutdruck, um die gravierenden Folgen am gesamten Gefäßsystem des Menschen zu verhindern – oder wenn diese bereits eingetreten sein sollten, um eine weitere Schädigung zu bremsen oder zu stoppen.

Je mehr Zusatzprobleme vorliegen, desto strenger muss die Einstellung sein.

Neben der Höhe des Blutdrucks sind weitere Größen wichtig:

Variabilität des Blutdrucks

- Eine zu hohe Variabilität des Blutdrucks, ob behandelt oder nicht, ist nach neueren Erkenntnissen ein unabhängiger Risikofaktor speziell für das Auftreten eines Schlaganfalls. Je höher also die Blutdruckschwankungen sind, desto eher treten Folgekomplikationen auf. Besonders gefährlich sind hohe Blutdruckspitzen. Die Wahl des Medikaments hat auch einen Einfluss auf diese Schwankungen.
- Ebenso ist ein Unterschied zwischen den gemessenen Werten am rechten und linken Oberarm von mehr als 15 mmHg ein Risikohinweis.

nächtliche Absenkung

- Eine fehlende nächtliche Absenkung, beispielsweise sichtbar an einer Langzeitmessung des Blutdrucks, ist mit einem höheren Risiko verbunden.

Pulsdruck

- Der Pulsdruck, die Differenz zwischen dem oberen systolischen Wert und dem unteren diastolischen Wert, sollte nicht mehr als 50 mmHg betragen. Eine erhöhte Amplitude stellt eine Belastung für das Herz-Kreislauf-

System dar, denn die Scher- und Spannungskräfte, die auf die Gefäßwände einwirken, sind enorm und schädigen die Gefäße zusätzlich. Ein erhöhter Pulsdruck geht mit einer erhöhten Sterblichkeit einher: Ein 10 mmHg höherer Pulsdruck bewirkt eine um 24 % erhöhte Mortalität.
Zum anderen ist aber die erhöhte Amplitude bereits ein Zeichen einer Gefäßsteifigkeit.
Die physikalische Funktion der Gefäße hat für die Regelung des Blutdrucks eine wesentliche Bedeutung. Die Eigenschaft der reversiblen Dehnbarkeit (Windkesselfunktion) bewirkt, dass die Aorta, die direkt aus dem Herzen entspringende Hauptschlagader des menschlichen Körpers, den durch die Herzkontraktion bedingten Blutdruckanstieg und zyklisch-pulsatilen Blutfluss in eine kontinuierlich-phasische Strömung umwandelt.

Windkesselfunktion

Die durch die Herzkontraktion entstehende Druckwelle läuft als Pulswelle über das arterielle System. An allen Gefäßverzweigungen und an den präkapillaren kleinen Gefäßen wird diese Druckwelle reflektiert und führt zu einer Erhöhung der Amplitude, wenn die Elastizität der Gefäße nachlässt.
Alle sogenannten Risikofaktoren, die wir weiter unten besprechen werden (siehe Seite 39ff.), führen zu einer Gefäßsteifigkeit. Die hohe Blutdruckamplitude ist also ein Maß der Gefäßsteifigkeit, der mangelnden Dehnbarkeit der Gefäße. Unelastische Gefäße erhöhen die Herzarbeit, der Sauerstoffverbrauch des Herzens nimmt zu, die Durchblutung des Herzens nimmt ab. Die Messung der Gefäßsteifigkeit ist daher eine sehr wichtige Größe; nicht jedes Medikament verbessert die Steifigkeit der Gefäße.

Elastizität der Gefäße

- Ein Puls dauerhaft über 80 pro Minute gilt ebenfalls als Risikofaktor.

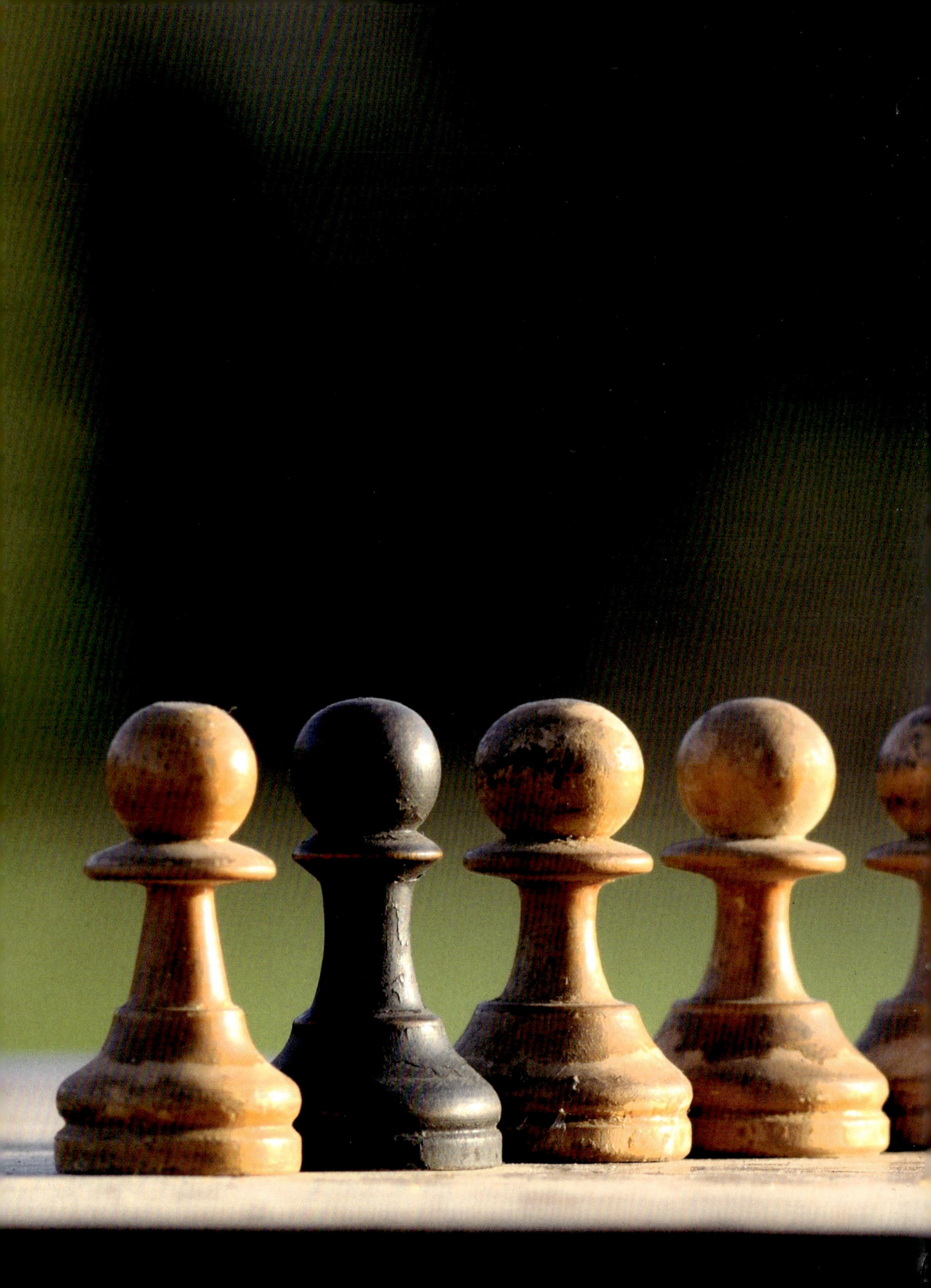

Formen des Bluthochdrucks und ihre Besonderheiten

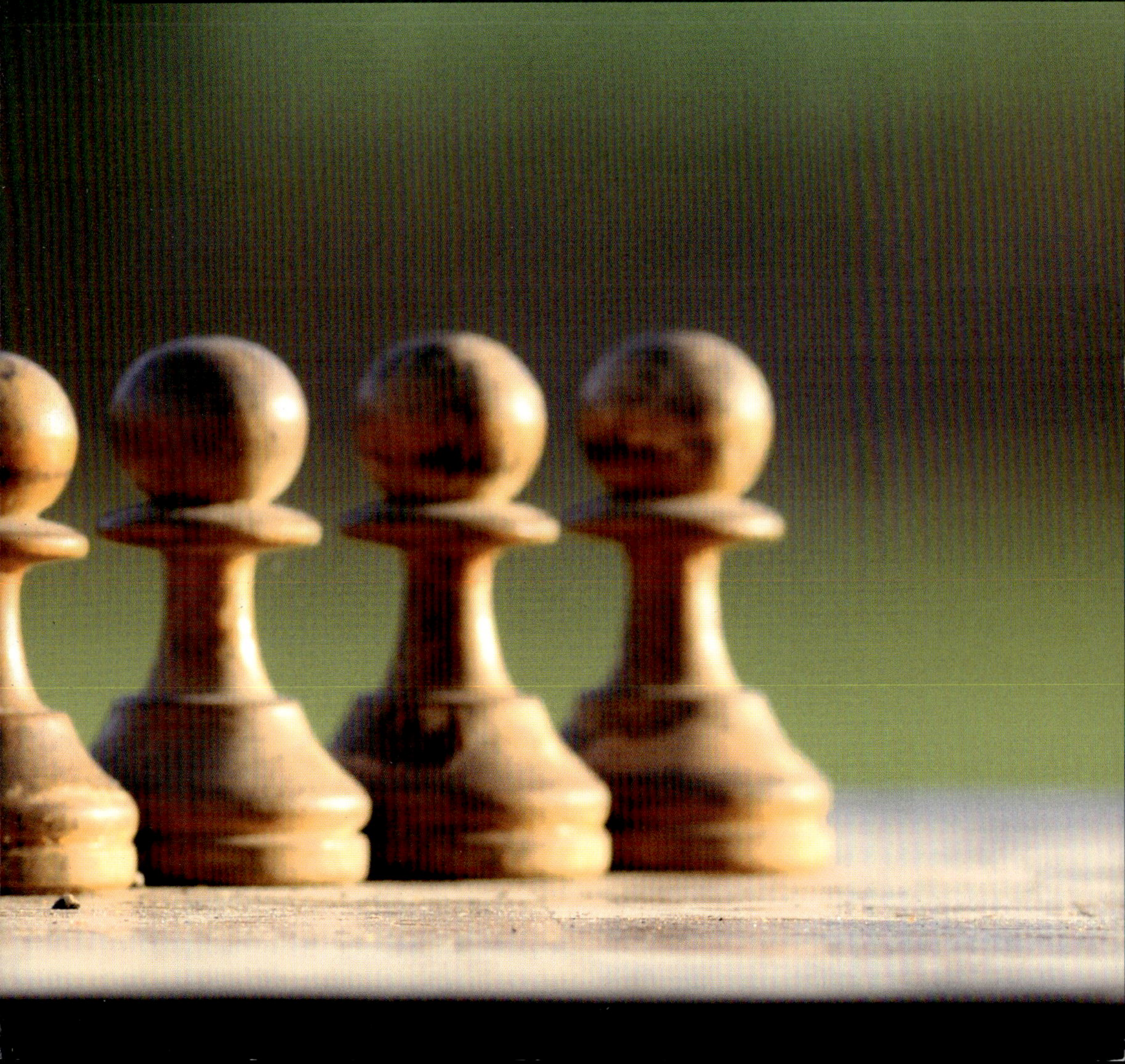

Essenzielle Hypertonie

genaue Ursache unbekannt

Bluthochdruck ist eine Erkrankung mit unbekannter Ursache. Er wird deshalb auch essenzielle Hypertonie genannt. Alle medizinischen Strömungen kennen die genaue Ursache bis heute nicht. Es ist ein multifaktorielles Geschehen, bei dem viele Faktoren, die alle zu einer Erhöhung des Blutdrucks führen, wie in einem Mosaik zusammenwirken, meist ohne direkte Zuordnung zu einem Typus oder einem Temperament. Wir werden weiter unten diese Faktoren näher kennenlernen (siehe das Kapitel »Risikofaktoren« Seite 39ff.). Bei etwa 95 % der Hypertoniker liegt eine essenzielle Hypertonie vor. Dieser Punkt ist vielen Patienten schwer verständlich. Nur selten finden wir eine definierbare Ursache für die Blutdruckerhöhung.

Renovaskuläre Hypertonie

Verengung der Nierenarterien

Die renovaskuläre Hypertonie finden wir bei weniger als 1 % aller Menschen mit hohem Blutdruck. Es ist eine Verengung der Nierenarterien. Ab einer Verengung von 70 % ist die Durchblutung der Nieren so vermindert, dass das Renin-Angiotensin-Aldosteron-System aktiviert wird mit nachfolgender Arterien-Verengung und Salzzurückhaltung. Der Blutdruck steigt.

Es gibt zwei Formen der Verengung: die seltene fibromuskuläre Dysplasie, die eher bei jungen Frauen auftritt, und die weit überwiegende arteriosklerotische Form, unter der häufiger Männer leiden. Da diese Form sehr selten vorkommt und sich nur sehr aufwendig diagnostizieren lässt, ist es nicht sinnvoll, alle Hypertoniker daraufhin routinemäßig zu untersuchen. Bei schwer einstellbarem Blutdruck, bei jüngeren Menschen, bei einem Anstieg der Nierenwerte unter der Behandlung oder bei Gefäßgeräuschen um den Bauchnabel herum sollte aber gezielt abgeklärt werden, ob diese Form vorliegt.

Größenunterschied der Nieren

Dabei ist die Ultraschalluntersuchung der Nieren die erste Untersuchung, die durchgeführt werden muss. Erste Hinweise ergeben sich, wenn der Größenunterschied beider Nieren über 1,5 cm beträgt oder wenn der Resistenz-Index beider Nieren deutlich differiert. Schwieriger und zeitaufwendig ist es, die Verengung direkt zu sehen. Weitere Untersuchungen wie die Computertomografie (CT) und die Magnetresonanz-Angiografie (MR-Angiografie) können sich anschließen. Die verwendeten Kontrastmittel können allerdings eine bestehende Niereninsuffizienz verschlechtern. Die direkte Katheterangiografie, bei der ein kleiner Kunststoffschlauch (Katheter) von der Leistenarterie aus bis in das betroffene Blutgefäß geschoben wird, ist und bleibt die Methode der Wahl: Man sieht die Verengung direkt, kann gut den Grad der Verengung bestimmen und eventuell in gleicher Sitzung eine Erweiterung des Gefäßes durch die Implantation eines Stents vornehmen. Leider normalisiert sich danach der Blutdruck nicht immer, auch wenn die vorliegenden Studien der Tendenz nach darauf hinweisen, dass sich Nierenfunktion und Blutdruck nach einem solchen Eingriff verbessern oder Letzterer medikamentös leichter einzustellen ist. Noch nicht geklärt ist die Frage, welche Patienten am meisten davon profitieren.

Katheter-angiografie

Hyperaldosteronismus

Beim primären Hyperaldosteronismus (auch Conn-Syndrom genannt) handelt es sich um ein meist gutartiges Adenom (Drüsenvergrößerung) oder um eine diffuse Hyperplasie (Zellvermehrung) der Nebennieren, in der Regel einseitig. Frauen sind häufiger betroffen als Männer. Diese Erkrankung geht mit einer erhöhten Sekretion des Hormons Aldosteron einher, mit einer Rückhaltung von Kochsalz im Körper sowie einem gesteigerten Flüssigkeitsvolumen, selten mit einem niedrigen Kaliumspiegel, aber immer mit hohem Blutdruck.

erhöhte Aldosteronwerte

Aldosteron löst eine krankhafte Vermehrung von Bindegewebe im Herz aus und schädigt die kleinen Herzgefäße. Hyperaldosteronismus zeigt sich bei 5 bis maximal 10 % aller Hypertoniker. Bei jüngeren Menschen mit Bluthochdruck oder bei echtem therapierefraktärem Hypertonus (siehe Seite 28ff.) muss auch an einen Hyperaldosteronismus gedacht werden.

Da die entsprechenden diagnostischen Schritte aufwendig sind, versucht man den Blutdruck in der Regel zunächst mit einem Aldosteron-Antagonisten zu senken (siehe Seite 145).

Ergibt sich die Notwendigkeit einer Diagnose, so sind folgende Schritte erforderlich: Zunächst bestimmt man den Aldosteron- und den Reninspiegel im Blut, wobei berücksichtigt werden muss, dass diese in Abhängigkeit von der Tageszeit und der Einnahme von Medikamenten schwanken können. Funktionstests sind sehr viel aufwendiger. Bildgebende Verfahren können folgen (Sonografie des Bauchraumes, Computertomografie oder Magnetresonanztomografie). Die letzte Sicherheit gibt aber eine Katheteruntersuchung, bei der Blut aus den Venen der Nebennieren abgenommen wird, um den Gehalt an

Vorgehensweise

Aldosteron, Renin und Kortisol zu bestimmen. In ausgesuchten Fällen kann die laparoskopische Entfernung des Adenoms notwendig werden.

Phäochromozytom

Tumorerkrankung

Es handelt sich um einen Tumor, der Katecholamine produziert. Diese Erkrankung ist bei 0,1 bis 0,5 % der Hypertonie-Patienten zu finden. Typische Hauptsymptome sind Kopfschmerzen, Schwitzen und Herzrasen bei krisenhaften Blutdruckanstiegen. Blutuntersuchungen und aufwendige Funktionstests sind erforderlich, bevor eine Computertomografie oder Kernspinresonanzspektroskopie (NMR) der Nebennieren durchgeführt wird. Je nach Befund muss eine Operation erfolgen.

Medikamente und Blutdruck

»Anti-Baby-Pille«

Schmerz- und Rheumamittel, Lakritze und Antidepressiva

Sehr selten finden wir eine arterielle Hypertonie beispielsweise nach oder während der Einnahme der »Anti-Baby-Pille«. Wenn das hormonelle Kontrazeptionsmittel abgesetzt wird, sinkt der Blutdruck wieder. Dieser Zusammenhang ist deshalb erwähnenswert, da viele Frauen die Pille nicht als Medikament betrachten. Östrogene, wie sie häufig wegen Wechseljahresbeschwerden oder Osteoporose eingenommen werden, können ebenso zu einer Blutdruckerhöhung führen. Derselbe Effekt kann von Schmerzmitteln, Rheumamitteln, Lakritze und Antidepressiva ausgehen. Hierbei müssen Voltaren® oder Ibuprofen sowie Cortison besonders hervorgehoben werden: Spritzt ein Orthopäde diese Medikamente in Gelenknähe, kann dadurch der Blutdruck für einige Wochen durcheinandergeraten. Patienten mit hohem Blutdruck sollten deshalb immer den Orthopäden fragen, welche Medikamente er zu spritzen gedenkt – und die genannten Stoffgruppen nach Möglichkeit meiden.

Therapieresistente Hypertonie

Wir sprechen von einer Therapieresistenz, wenn drei Medikamente zur Blutdrucksenkung in voller (oder in der höchstverträglichen) Dosis gegeben und trotzdem die Zielwerte noch nicht erreicht werden. Es muss ein Diuretikum dabei sein. Diese Diagnose darf man nicht leichtfertig stellen, denn weit weniger als jeder zehnte Patient fällt darunter, also weniger als 10 %.

Dabei müssen folgende Aspekte berücksichtigt werden: Mindestens 75 % der Hochdruckpatienten benötigen drei Mittel, um den Blutdruck effektiv zu senken. Meist werden die Patienten unzureichend behandelt: Es wird eine zu geringe Dosis gegeben, um mögliche Nebenwirkungen zu vermeiden; es werden schwach wirksame Medikamente gegeben oder billige, die nicht so effektiv wirken. Oft wird der Patient nicht ausreichend aufgeklärt, dass durch die Senkung des Blutdrucks häufig vorübergehende Störungen auftreten (die sogenannte Chaos-Phase, siehe Seite 149). Der Patient macht das Medikament für die Störung verantwortlich und lässt es dann einfach weg.

unzureichende Behandlung

Oft wird in der Arztpraxis ein zu hoher Blutdruck gemessen. Hier handelt es sich um die sogenannte Weißkittelhypertonie, bei welcher der Patient auf die Situation in der Praxis mit Anspannung reagiert, wodurch der Blutdruck steigt. Der Patient muss deshalb auf jeden Fall zu Hause selber den Blutdruck messen, um eine solche Weißkittelhypertonie auszuschließen. Ohne Selbstmessung ist keine Beurteilung möglich. Weiterhin muss man sehr genau prüfen, ob die Medikamente auch wirklich eingenommen werden. Schließlich muss überlegt werden, ob andere Ursachen vorliegen.

Weißkittelhypertonie

In der Wirklichkeit stellt sich die Situation anders dar: Die echte Therapieresistenz ist extrem selten, selbst wenn man die Zielwerte sehr streng anlegt, also Werte unter 130 mmHg systolisch erreichen will. Wenn gut verträgliche Mittel verordnet und eingenommen werden (ein Sartan, ein Kalzium-Antagonist der dritten Generation, ein neuer guter Betablocker sowie ein Diuretikum, siehe auch Seite 137ff.), wenn der Patient gut und ausführlich aufgeklärt wurde, so sind fast alle Patienten sogar auf strenge Werte einstellbar.

echte Therapieresistenz ist extrem selten

Selbstverständlich muss der Patient bis zum Erreichen des Zielwertes ca. alle zehn Tage vom Arzt gesehen werden – eine Kontrolle einmal im Quartal ist unzureichend.

Mit einer solchen Strategie erlebt man fast keine Therapieresistenzen; dass sich ein Bluthochdruck auf diese Weise nicht einstellen lässt, kommt so gut wie nie vor. Ganz selten muss zusätzlich ein Aldosteron-Antagonist verordnet werden.

Folgende Faktoren können eine Resistenz vortäuschen:

- starkes Übergewicht,
- die Unfähigkeit abzunehmen,

- Weiterrauchen,
- mangelnde Bewegung,
- schlecht eingestellter Blutzucker,
- hohe Cholesterinwerte,
- ungesunde Ernährung,
- andere Medikamente, insbesondere Corticosteroide oder Ibuprofen / Voltaren®.

Der Patient muss mitmachen wollen, um alle Faktoren, die eine Behandlung erschweren, zu reduzieren.

Vorsicht bei der Diagnose

Die hier geschilderten Aspekte sind sehr wichtig: Bei einer zu schnell oder falsch definierten Resistenz wird der Patient leichtfertig und unnötigerweise in Richtung renale Denervation gelenkt (siehe Seite 126f.).

Blutdruck und Schwangerschaft

zwei Formen

Ein hoher Blutdruck in der Schwangerschaft (Gestationshypertonie) trägt zu etwa 20 bis 25 % der perinatalen Mortalität des Kindes bei. In Deutschland tritt die Hochdruckerkrankung bei 5 bis 7 % aller Schwangeren auf. Wir unterscheiden im Wesentlichen zwei Formen:

- den von der Schwangerschaft unabhängigen Hochdruck, der schon vorher bestand, und
- Hochdruckformen, die durch die Schwangerschaft bedingt auftreten: Gestose oder Eklampsie bis hin zum HELLP-Syndrom mit Hämolyse (der Auflösung von roten Blutkörperchen), erhöhten Leberwerten und einer verminderten Zahl von Blutplättchen.

Eine Gestationshypertonie tritt in der Regel im dritten Trimenon auf, also ab dem 7. Monat, und klingt meist einige Wochen nach der Geburt wieder ab. Wie bereits erwähnt besteht die Gefahr, dass sie sich zu einer Eklampsie entwickelt.

Vorläufer einer späteren Hypertonie

Häufig ist eine Schwangerschaftshypertonie Vorläufer einer späteren Hypertonie. Das Risiko, in den folgenden zwei Jahrzehnten eine Herz-Kreislauf-Erkrankung zu bekommen, ist deutlich erhöht, und zwar bis zum 7- bis 8-Fachen. Frauen, die in der Schwangerschaft einen hohen Blutdruck hatten, sollten sich deshalb regelmäßig untersuchen lassen und den Blutdruck in regelmäßigen Abständen selber messen. Die anderen Risikofaktoren (Gewicht,

Cholesterin, Rauchen, Bewegung usw., siehe auch Seite 39ff.) müssen ebenso im Auge behalten werden.

Man spricht von Hypertonie in der Schwangerschaft, wenn der systolische Wert höher ist als 140 mmHg. Die Eiweißausscheidung im Urin darf nicht höher sein als 300 mg in 24 Stunden.

Risikofaktoren

Verschiedene Faktoren erhöhen das Risiko, eine Gestose zu entwickeln:

- Erstschwangerschaft, besonders bei jüngeren oder älteren Frauen,
- familiäre Belastung,
- Mehrlingsschwangerschaft,
- Gestosen in früheren Schwangerschaften,
- Übergewicht,
- Rauchen,
- vorbestehender Bluthochdruck,
- Nierenerkrankungen,
- Diabetes.

unbekannte Ursache

Die Gestose ist eine Erkrankung mit unbekannter Ursache. Die Schäden, die Mutter und Kind erleiden, gehen auf eine generalisierte endotheliale Dysfunktion der Blutgefäße zurück, die krampfartige Verengungen der Blutgefäße (Vasospasmen) auslöst und mit einer Erhöhung des peripheren Widerstandes und einer verschlechterten Durchblutung der Organe einhergeht.

Symptome

Für die bessere Erfassung der Situation muss die Schwangere zu verschiedenen Tageszeiten selbst den Blutdruck messen. Steigt er über 160 mmHg systolisch an, treten weitere Symptome auf (Ödeme, Eiweißausscheidung, Bauch- oder Kopfschmerzen), so muss die Schwangere in einer geeigneten Geburtsklinik vorgestellt werden, denn eine Präeklampsie kann in kürzester Zeit einen fulminanten Verlauf zeigen.

Behandlung

Die einzige kausale Behandlung der schwangerschaftsbedingten Hypertonie ist die Entbindung. Diese kann vaginal erfolgen, wenn die Situation stabil und unter Kontrolle ist; ein Kaiserschnitt muss durchgeführt werden, wenn die Lage für Mutter und Kind kritisch wird. Eine Senkung des Blutdrucks reduziert die Komplikationen der Mutter; wird der Blutdruck jedoch zu stark gesenkt, kann dies zu intrauterinen Wachstumsstörungen führen.

Therapeutisch stehen uns leider nur wenige Mittel zur Verfügung, da viele Medikamente Schäden beim Kind hervorrufen. Dies gilt sowohl für die Frau, die an Bluthochdruck leidet und schwanger werden möchte, als auch für die Schwangere. Verabreicht man einer werdenden Mutter vor der 16. Schwangerschaftswoche Aspirin® in einer Dosierung von 75 bis 150 mg, kann man dadurch bei Risikopatientinnen die Rate der Gestosen um 10 bis 17 % reduzieren, die Sterblichkeit des Neugeborenen um 9 bis 14 %.

welche Medikamente dürfen gegeben werden?

Alpha-Methyldopa (Presinol®) ist in Deutschland das Mittel der ersten Wahl: Es hat keine schädigende Wirkung auf den Embryo und ist seit vielen Jahren erprobt. Bei der Schwangeren löst es jedoch nicht unerhebliche Nebenwirkungen aus wie Müdigkeit, Abgeschlagenheit, Kopfschmerzen, Schwindel, Schlafstörungen, trockene Schleimhäute, bis hin zu psychischen Veränderungen.

Betablocker (beispielsweise Metoprolol) sind besser verträglich und können gegeben werden, können aber das intrauterine Wachstum des Ungeborenen verzögern. Kalzium-Antagonisten können in bestimmten Situationen gegeben werden. Sicher nicht geeignet sind Diuretika, da sie die Durchblutung der Plazenta vermindern. ACE-Hemmer und leider auch Sartane können nicht gegeben werden, da sie das Ungeborene schädigen, obwohl sie für die Mutter sehr gut verträglich sind. Die meisten Hypertoniker nehmen eines dieser Mittel ein.

Neuere Arbeiten legen den Schluss nahe, dass die Grunderkrankung Hypertonie das Missbildungsrisiko bestimmt, nicht so sehr die gegebenen Medikamente. Es ist jedoch zu früh, um eine generelle Entwarnung zu geben. ACE-Hemmer und Sartane sollten weiterhin vermieden werden.

Bluthochdruck und Kinderwunsch

Wenn bei einer jüngeren Frau mit Bluthochdruck Kinderwunsch besteht, müssen die Medikamente umgestellt werden. Nach der Schwangerschaft und der Stillzeit können der Mutter wieder besser verträgliche Medikamente gegeben werden. Wichtig bei einer solchen Bluthochdruckbehandlung ist eine enge Zusammenarbeit zwischen einem Hypertensiologen, dem Gynäkologen und dem Zentrum, wo die Entbindung geplant ist.

Hypertonie und Narkose

ACE-Hemmer und Diuretika

Bis heute sind die Fragen ungeklärt, ob eine Narkose bei hohem Blutdruck zu einer erhöhten Komplikationsrate führt und welche Narkoseverfahren in welcher Situation besser sind. Bei Patienten, die ACE-Hemmer oder Diuretika einnehmen, treten während der Narkose Blutdruckabfälle auf. Deshalb sollten diese Mittel im Zusammenhang mit einer Narkose gemieden werden.

Wir wissen heute, dass ein nicht oder nur unzureichend behandelter Bluthochdruck bei einer Narkose zu folgenden Problemen führt: Es treten Blutdruckschwankungen auf, die mehr als 100 mmHg betragen können; Hypertonie oder eine hypertensive Herzerkrankung (eine linksventrikuläre Hypertrophie, d. h. eine Verdickung des Herzmuskels der linken Herzkammer) erhöhen das Risiko für perioperative kardiale Komplikationen; Blutdruckkrisen während des chirurgischen Eingriffs sind bei nicht oder unzureichend behandelten Hypertonikern häufig, sie führen zu einer Verlängerung der Liegedauer und einer Erhöhung der Komplikationsrate; ein Blutdruck vor der Operation von mehr als 140 mmHg erhöht die Sterblichkeit im zeitlichen Zusammenhang mit der Operation. Eine Blutdrucksenkung führt dagegen zu einer Reduzierung der Sterblichkeit. Auf der anderen Seite sind die Überwachungsmöglichkeiten während einer Narkose heute so ausgefeilt, dass eine Blutdruckentgleisung sofort erkannt und behandelt werden kann.

Probleme

Überwachungsmöglichkeiten

Die Empfehlungen der Fachgesellschaften sind nicht einheitlich: Sie spiegeln eine gewisse Unsicherheit wider. Berücksichtigt man die Probleme, die durch einen erhöhten Blutdruck auftreten und durch eine gute Senkung vermieden werden können, so scheint mir folgendes Vorgehen sinnvoll: Eine Notfalloperation muss selbstverständlich durchgeführt werden, während der Operation bestehen gute Möglichkeiten zu behandeln. Ein planbarer Eingriff (elektiver Eingriff) sollte unter Berücksichtigung der Gesamtsituation des Patienten verschoben werden, wenn die Blutdruckwerte deutlich erhöht sind, so zum Beispiel bei Werten von 160 mmHg oder höher. Es besteht genügend Zeit, um den Blutdruck einzustellen und die Operation einige Wochen später durchzuführen. Ähnlich wird bei einer Überfunktion der Schilddrüse oder bei unklaren Entzündungen vorgegangen – warum nicht entsprechend bei hohem, nicht oder unzureichend behandeltem Blutdruck?

Vorgehen

Hypertonie nach Organtransplantation

Diese Form der arteriellen Hypertonie kann mit dem transplantierten Organ zusammenhängen, meistens aber ist sie eine Nebenwirkung der Medikamente, die gegen die Abstoßung gegeben werden müssen. Die dadurch bedingten Schäden sind meist gravierend.

Nebenwirkung der Medikamente

Die Abhandlung dieser sehr speziellen Form würde den Rahmen dieses Buches sprengen: Sie wird Gegenstand einer anderen Abhandlung im Zusammenhang mit der Organtransplantation sein.

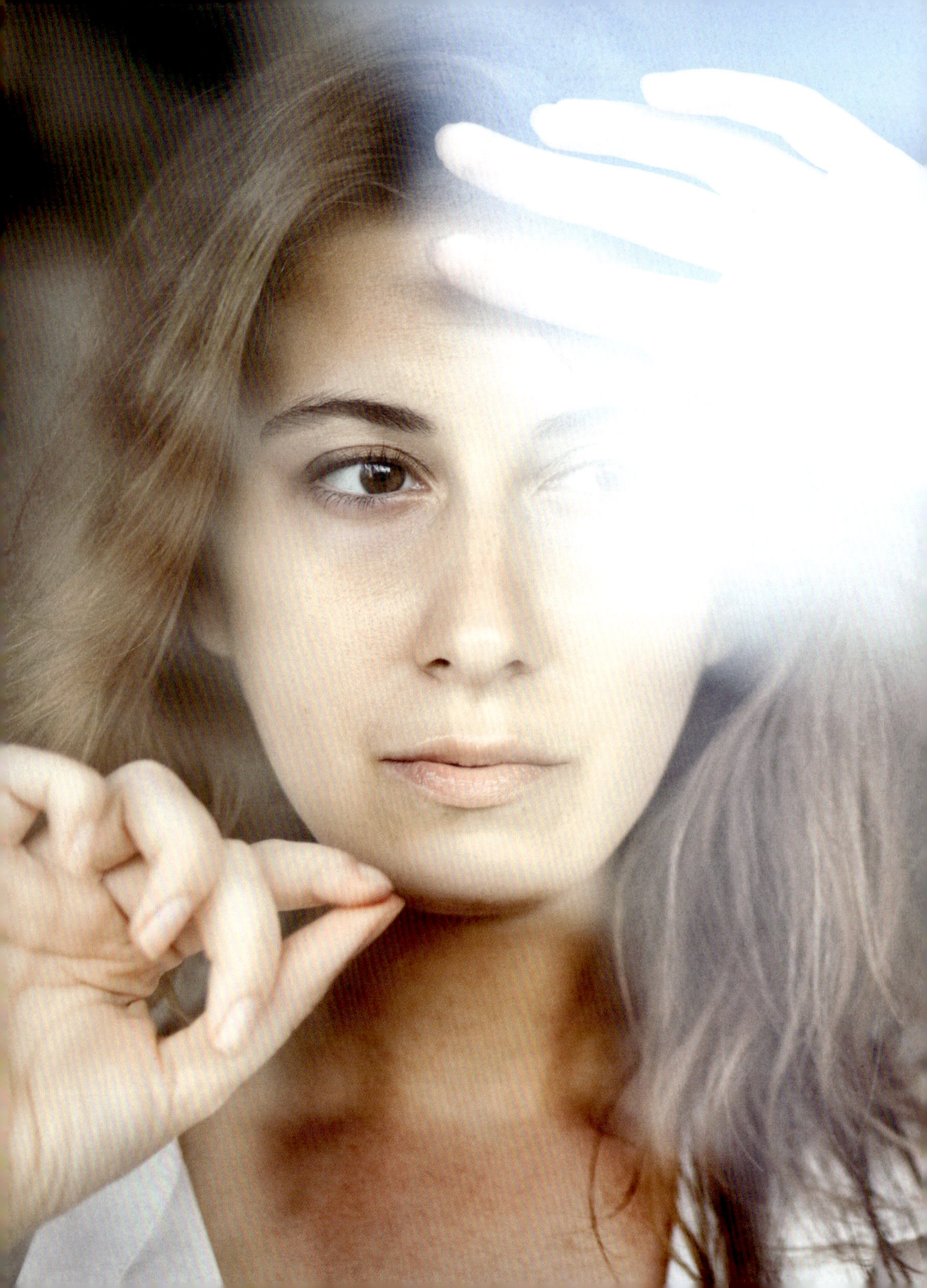

Beschwerden

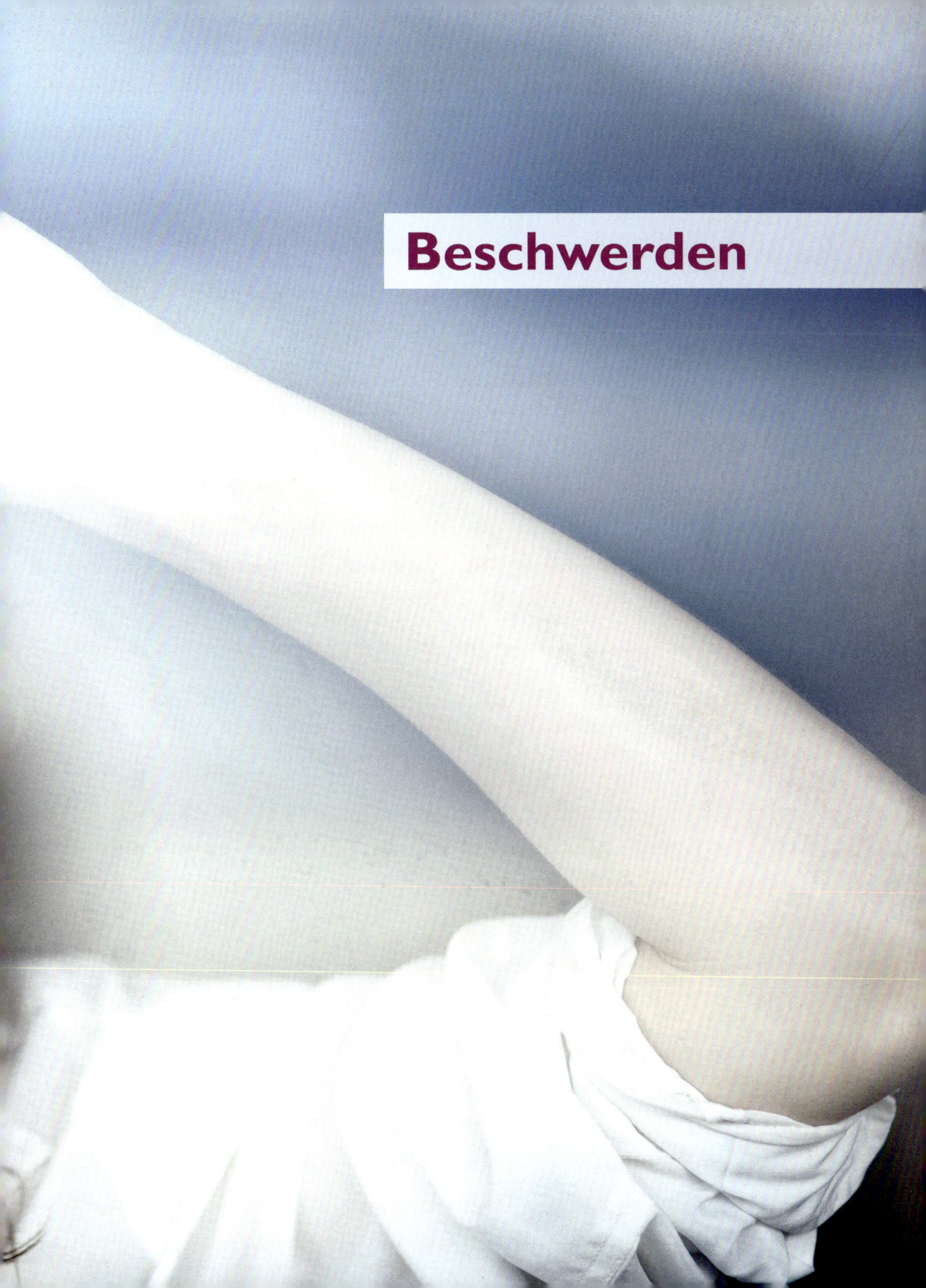

zunächst meist keine Beschwerden

Die meisten Patienten haben zunächst keine Beschwerden, unter anderem, weil der Blutdruck in aller Regel über einen längeren Zeitraum langsam steigt, meist im Verlauf von mehreren Jahren. Der Organismus kann sich daran anpassen, in der Anfangsphase ohne bemerkbare Störungen, obwohl oft schon Organschäden entstehen. Gerade die Tatsache, dass keine Beschwerden auftreten, ist das Tückische, weil man die Erkrankung nicht merkt! Nicht selten ist die Feststellung eines hohen Blutdrucks ein »Zufallsbefund«, der anlässlich einer anderen Untersuchung festgestellt wird.

Viele Patienten fühlen sich sogar besonders fit und leistungsfähig. Sie stehen morgens schon auf, bevor der Wecker klingelt, verspüren keine Müdigkeit nach dem Mittagessen (postprandiale Müdigkeitsphase), kennen keinen Mittagsschlaf und gehen abends erst sehr spät ins Bett, weil sie nicht müde werden.

Bei einigen Menschen steigt der Blutdruck linear an. Sie spüren meist keine Beschwerden, bis sie Werte von 180 bis 200 mmHg messen oder zum Beispiel mit Kopfschmerzen zum Arzt gehen. Bei anderen verläuft der Blutdruckanstieg mehr wellenförmig. Diese Menschen spüren eher Beschwerden oder Unwohlsein und gehen eher zum Arzt.

Beschwerden oft unspezifisch

Wenn Beschwerden auftreten, können sie sehr vielfältig und unspezifisch sein. Daher werden sie oft falsch gedeutet.

Mögliche Symptome von Bluthochdruck

- unerklärbare Müdigkeit und Mattigkeit,
- Ein- oder/und Durchschlafstörungen,
- nicht abschalten können,
- wie unter Spannung stehen,
- sich aufgedreht fühlen,
- bis tief in die Nacht arbeiten können, ohne müde zu werden,
- Nervosität, allgemeine Unruhe,
- Ungeduld,
- Reizbarkeit bis hin zu Aggressivität, aufbrausenden Charakter,
- Ängste,
- Depressionen,

- Schwindel (wird meist mit einem niedrigen Blutdruck in Verbindung gebracht, kann aber durchaus auch bei hohen Blutdruckwerten auftreten),
- Kopfdruck (ein Gefühl, als hätte man einen Ring um die Stirn, als wäre die Kopfhaut zu eng),
- Kopfschmerzen,
- »Rauschen im Kopf«,
- »roter Kopf« als gerötete Gesichtshaut (dies wird meist von Mitmenschen beobachtet),
- Nackenverspannung,
- Ohrensausen, Ohrgeräusche, Hörsturz, Tinnitus,
- Sehstörungen, Sternchen oder schwarze Punkte vor den Augen,
- Gefäßverschlüsse an den Netzhautgefäßen mit Erblindung,
- Herzklopfen,
- Übelkeit, Appetitlosigkeit,
- Konzentrationsstörungen, Gedächtnisstörungen,
- Nasenbluten.
- Bei Männern können Potenzstörungen sowie Libidomangel auftreten, oft sogar einige Jahre bevor erhöhte Blutdruckwerte gemessen werden. Dies ist ein Zeichen der beginnenden Gefäßsteifigkeit. Bei Frauen können ebenso Libidoverlust sowie unspezifische Sexualstörungen auftreten, die aber noch nicht so gut untersucht sind wie bei Männern.
- Manche Patienten schildern Luftnot bei Belastung oder aber Enge im Brustkorb, etwa beim Treppensteigen. Man muss dabei an viele Ursachen denken, aber auch an einen hohen Blutdruck, der bei Belastung die Herzfunktion verschlechtert und dadurch die Belastbarkeit einschränkt.

Einige Patienten haben ihr Befinden bei einem hohen Blutdruck so formuliert: »Ich fühle mich nirgends wohl, fühle mich nirgends zu Hause, ich fühle mich unwohl in meinem Körper, ich bin nicht mehr ich.«

Andere schildern wiederum, dass sie nach der medikamentösen Einstellung merkten, wie sie sich plötzlich wieder ruhiger und ausgeglichener fühlten.

Bluthochdruck wird oft nicht rechtzeitig diagnostiziert

Wir sehen an dieser Auflistung, wie vielfältig und gleichzeitig unspezifisch die Beschwerden sein können. Dies ist einer der vielen Gründe, weshalb ein hoher Blutdruck sehr oft nicht rechtzeitig diagnostiziert wird. Wenn sich ein Patient mit erhöhtem Blutdruck meldet, findet man meistens Zeichen dafür, dass die hohen Werte bereits seit etwa fünf Jahren vorliegen, aber übersehen oder nicht ernst genommen wurden.

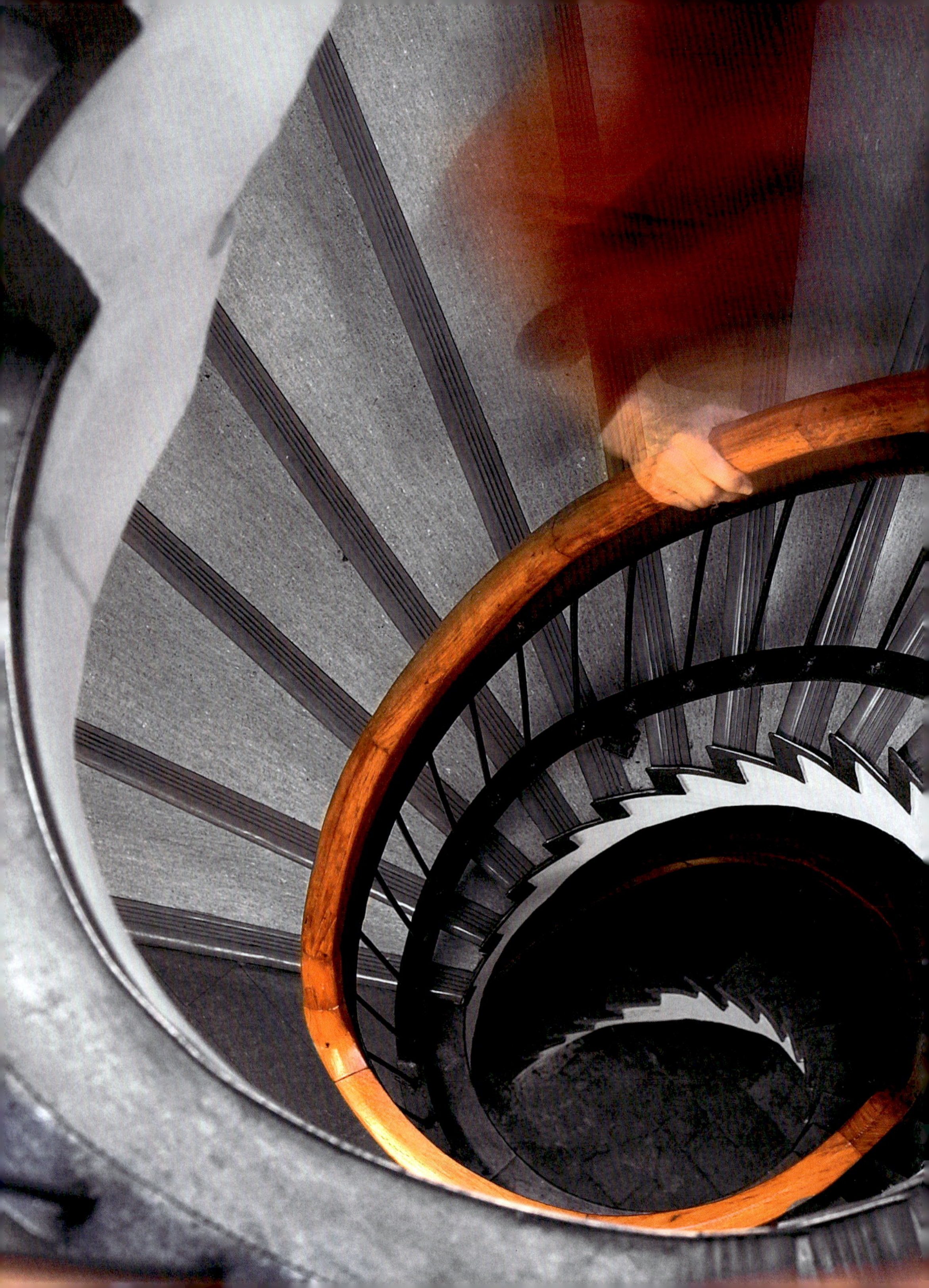

Risikofaktoren – Was erhöht den Blutdruck?

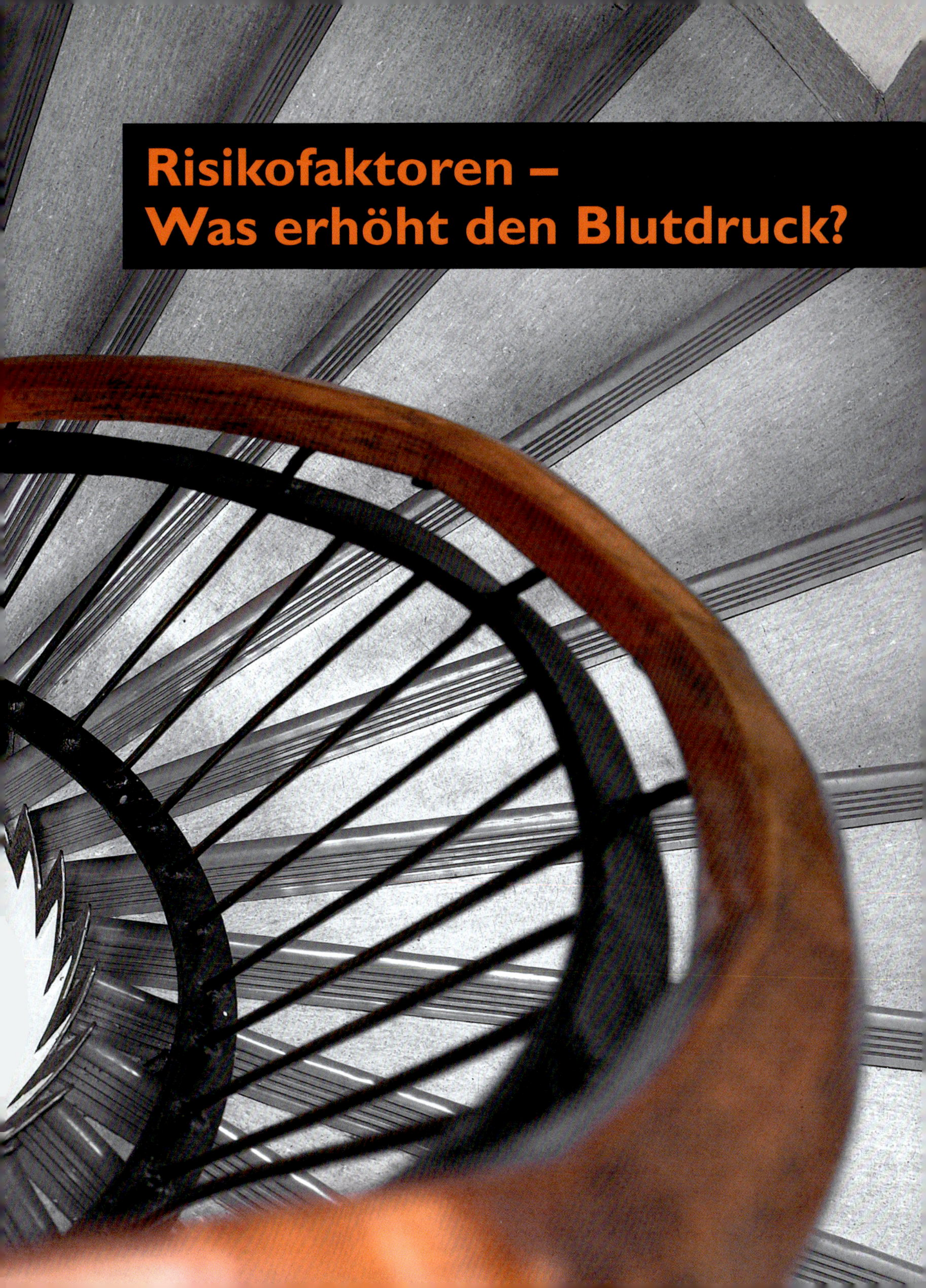

Herz-Kreislauf-Erkrankungen in der Familie

regelmäßige Kontrollen notwendig

Liegen bei Familienangehörigen (Eltern, Geschwister) Erkrankungen des Herzens oder der Blutgefäße (kardiovaskuläre Erkrankungen) vor wie beispielsweise Bluthochdruck, Herzinfarkt, Schlaganfall, Diabetes mellitus, Fettstoffwechselstörungen u.a., so steigt die Wahrscheinlichkeit, selbst einen hohen Blutdruck zu entwickeln, an, und zwar umso mehr, wenn die Erkrankungen der Familienangehörigen vor dem 55. bzw. dem 65. Lebensjahr aufgetreten sind. Regelmäßige Kontrollen des Blutdrucks sind bei diesen Menschen notwendig, um den Zeitpunkt des Anstiegs zu bemerken, bevor Schäden eintreten.

Geschlecht und Alter

Männer leiden häufiger an hohem Blutdruck. Nach den Wechseljahren holen die Frauen die Männer leider ein oder sind sogar noch häufiger betroffen als Männer.

nicht beeinflussbare Faktoren

Diese drei Faktoren – Herz-Kreislauf-Erkrankungen in der Familie, Geschlecht und Alter – können wir nicht beeinflussen, sie sind als gegeben hinzunehmen: Es ist gleichsam unser vererbter »Rucksack«. Umso wichtiger ist es, auf die veränderbaren Faktoren zu achten (siehe unten).

Das metabolische Syndrom

Mit diesem Begriff beschreiben wir eine Konstellation von Herz-Kreislauf- und Stoffwechsel-Zuständen, die mit einem erhöhten Risiko für Diabetes mellitus sowie kardiovaskuläre Erkrankungen und einer größeren Sterblichkeitshäufigkeit einhergehen.

Folgende Merkmale definieren das metabolische Syndrom:

• Taillenumfang	Männer	> 94 cm
	Frauen	> 80 cm
Dazu zwei der folgenden Kriterien:		
• Triglyceride		> 150 mg/dl
• HDL-Cholesterin	Männer	< 40 mg/dl
	Frauen	< 50 mg/dl
• Blutdruck		> 130/85 mmHg
• Nüchtern-Blutzucker		> 100 mg/dl

Etwa 30 % der Bevölkerung erfüllen die Diagnosekriterien des metabolischen Syndroms, die Tendenz ist leider steigend. Auch übergewichtige Jugendliche weisen oft bereits die Merkmale des metabolischen Syndroms auf.

metabolisches Syndrom bleibt meist unbehandelt

Da die Komponenten des metabolischen Syndroms weder Schmerzen noch Beschwerden verursachen, wird meist weder eine Diagnose gestellt noch eine Behandlung vorgenommen. Im Verlauf der Jahre können als Folge dann Bluthochdruck, ein Schlaganfall, eine Koronare Herzerkrankung, ein Herzinfarkt, Demenz, Diabetes, Nierenprobleme u. a. auftreten.

Das metabolische Syndrom kann sehr effektiv durch Lebensstiländerungen behandelt werden, wodurch spätere gravierende Schäden vermieden werden. Dazu gehören:

- mehr Bewegung,
- gesunde Ernährung,
- Gewichtsreduktion,
- Nikotinabstinenz.

Diese Schritte durchzuführen und durchzuhalten ist aber nicht leicht, sie erfordern einen starken Willen!

Übergewicht

Wann sprechen wir von Übergewicht? Eine erste, wenn auch nicht so genaue Annäherung ist die Regel: Körpergröße minus 100: Ein Mensch von 170 cm Körpergröße sollte um die 70 kg wiegen.

Im Laufe der Forschungen hat man aber festgestellt, dass der Body-Mass-Index, abgekürzt BMI, genauer ist.

Der Body-Mass-Index

Die Formel lautet: $BMI = \frac{\text{Körpergewicht in kg}}{\text{Körpergröße}^2}$

Normalgewicht	BMI 18,5 bis 24,9
Übergewicht	BMI 25 bis 29,9
Adipositas Grad 1	BMI 30 bis 34,9
Adipositas Grad 2	BMI 35 bis 39,9
Adipositas Grad 3	BMI über 40

Bei einem BMI von 30 ist die Sterblichkeit etwa verdoppelt, bei einem BMI von 40 ist das Todesrisiko etwa dreimal so hoch im Vergleich zu normalgewichtigen Menschen mit einem BMI von etwa 25.
Eine leichte Verschiebung ist mit zunehmendem Alter gegeben:

19 bis 14 Jahre	BMI 19 bis 24
25 bis 34 Jahre	BMI 20 bis 25
35 bis 44 Jahre	BMI 21 bis 26
45 bis 54 Jahre	BMI 22 bis 27
55 bis 64 Jahre	BMI 23 bis 28
über 64 Jahre	BMI 24 bis 29

Fettverteilung

Die Fettverteilung im Körper spielt dabei eine wichtige Rolle: Fettansammlungen um das Becken herum scheinen nicht so bedenklich zu sein, hingegen sind Fettansammlungen am Bauch deutlich gefährlicher.

Bauchumfang

Eine sehr gute Orientierung gibt der Bauch- oder Taillenumfang: Man misst an der dicksten Stelle, genauer gesagt zwischen dem unteren Rippenbogen und der Oberkante des Hüftknochens. Optimale Werte liegen bei Frauen bei 80 cm und darunter, bei Männern bei 94 cm und darunter. Bei 88 cm (Frauen) und 102 cm (Männer) ist das Herz-Kreislauf-Risiko deutlich erhöht. Selbst bei noch normalem BMI ist das Sterblichkeitsrisiko verdoppelt, wenn der Bauchumfang bei Frauen 110 cm und bei Männern 120 cm übersteigt. Bauchfett produziert Stoffwechselprodukte, die – ähnlich wie Cholesterin – arteriosklerotische Prozesse auslösen, eine chronische Entzündung aufrecht erhalten und den Zuckerstoffwechsel verschlechtern. Erhöhte Cholesterin- und Blutdruckwerte sind die Folge.

Verhältnis Bauch-/Hüftumfang

Eine weitere Möglichkeit, die Risikosituation abzuschätzen, besteht darin, das Verhältnis zwischen Bauch- und Hüftumfang (dieser gemessen an der breitesten Stelle) zu berechnen. Bei dieser sogenannten Waist-to-Hip-Ratio (WHR) gelten Werte unter 0,8 bei Frauen und unter 0,9 bei Männern als normal. Der Einfachheit halber reicht in der täglichen Arbeit des Arztes auch die Messung von Körpergröße, Gewicht und Bauchumfang oder sogar auch nur von Letzterem.

Übergewicht als Volkskrankheit

In den letzten 20 Jahren hat sich die Rate der Übergewichtigen in der EU mehr als verdoppelt. Heute sind mehr als die Hälfte der EU-Bürger übergewichtig. Die Kosten durch Übergewicht und dessen Folgen werden dementsprechend um circa 70 % steigen. In den USA sind sie bereits auf 103 Milliarden Euro pro Jahr angewachsen – dies entspricht einem Anstieg von fast 90 % in den letzten 10 Jahren. Übergewicht hat das Rauchen als Gesundheitsproblem überholt. Inzwischen wird es schon als »Volkskrankheit« bezeichnet.

Übergewicht, insbesondere ein zu großer Bauchumfang, verdoppelt das Risiko einer Demenzerkrankung ebenso wie das Risiko, einen Schlaganfall zu erleiden. Nach einer neueren Studie ist die »Strandperle«, also der dicke Bauch, assoziiert mit einem Verlust an Hirnmasse: Dickleibige Menschen zeigen Gehirnstrukturen, die einem 16 Jahre älteren Menschen entsprechen; die kognitiven Fähigkeiten nehmen mit zunehmendem Bauchumfang ab, das Risiko, an Demenz bzw. Alzheimer zu erkranken, steigt dramatisch.

Übergewicht um das 20. Lebensjahr verdoppelt das Sterberisiko, diese Menschen sterben statistisch betrachtet 8 Jahre früher als normalgewichtige.

übergewichtige Kinder

Übergewichtige Kinder können bereits eine Linkshypertrophie der Herz-Muskelwand aufweisen (siehe den Abschnitt über die Echokardiografie, Seite 73f.), ebenso wie Gefäßschäden und eine gestörte Glukose-Toleranz. Damit sind sie als Prä-Diabetiker einzustufen.

Bei Männern, die schlank bleiben und sich bewegen, sinkt der Testosteronspiegel im Lauf des Lebens kaum, im Unterschied zu übergewichtigen; Libido und Potenz bleiben bei Normalgewichtigen eher erhalten als bei Übergewichtigen.

Wer schon als Kind zu dick ist oder einen großen Bauchumfang zeigt, hat 20 Jahre später ein fünfmal höheres Risiko, Bluthochdruck zu entwickeln, bei Frauen ist das Risiko sogar sechsmal höher. Je ausgeprägter das Übergewicht in jungen Jahren, desto eher steigt das Risiko eines Bluthochdrucks überproportional, sogar exponentiell. An dieser Stelle zeigt sich die hohe Verantwortung der Eltern für die Zukunft ihrer Kinder.

Verantwortung der Eltern

Falsche, überkalorische Ernährung sowie zu wenig Bewegung sind die Ursachen für das so gefährliche Übergewicht.

Übergewicht erzeugt darüber hinaus unter anderem Gelenksarthrosen, Gicht, Venenthrombosen, Herzinsuffizienz, Diabetes, das Schlafapnoe-Syndrom (Atemstillstände während des Schlafs, siehe auch Seite 55) und Hautveränderungen. Außerdem gehen weltweit etwa 3,6 % der Tumorerkrankungen auf Übergewicht zurück. Es handelt sich also um eine Erkrankung von großer Bedeutung und nicht nur um eine ästhetische Frage: Übergewichtige sind in jeder Hinsicht Hochrisiko-Patienten.

Diabetes mellitus

Etwa 10 % der deutschen Bevölkerung weisen heute einen Diabetes mellitus auf, das sind insgesamt circa 8 Millionen Menschen, die Tendenz ist steigend. Der Zuwachs von 1988 bis 2004 betrug etwa 54 % – es sind erschreckende Zahlen. Wenn man dazu noch die Zahl der Übergewichtigen betrachtet, kann man davon ausgehen, dass die Zahl der Diabetiker in den nächsten Jahren weiter dramatisch steigen wird.

Diabetes wird oft nicht korrekt behandelt

Wir können bei der Behandlung des Diabetes mellitus in etwa das gleiche Phänomen wie beim Bluthochdruck feststellen: Nur circa 10 bis 20 % der Betroffenen werden korrekt behandelt, sodass die Blutzuckerwerte nahezu im Normbereich liegen und die Komplikationen auf ein Minimum reduziert sind.

Diabetes als Gefäßerkrankung

Früher glaubte man, Diabetes mellitus sei eine Zuckererkrankung; korrekterweise muss Diabetes aber als eine Gefäßerkrankung mit erhöhten Blutzuckerwerten betrachtet werden. So wird auch verständlich, dass Diabetes mit vielen Begleit- und Folgeerkrankungen einhergeht, die ihren gemeinsamen Ursprung in Gefäßschäden haben: arterielle Hypertonie (in 75 % der Fälle), Herzinfarkt (9 %), Schlaganfall (fast 5 %), Nierenschäden (über 6 %), Augenerkrankungen (über 12 %) bis hin zur Erblindung, Nervenstörungen (über

10 %) sowie Durchblutungsstörungen der Beine (fast 10 %). Hinzu kommen Fettstoffwechselstörungen sowie Übergewicht.

Eine verantwortungsbewusste Behandlung des hohen Blutdrucks muss eine korrekte Behandlung des Diabetes mellitus beinhalten.

Bewegungsmangel

Der Zusammenhang zwischen mangelnder Bewegung und Herz-Kreislauf-Erkrankungen ist in den letzten Jahrzehnten immer deutlicher geworden. Es besteht kein Zweifel, dass Bewegungsmangel als ein Risikofaktor anzusehen ist und dass wir uns fast alle zu wenig bewegen. Bei maximal einem Drittel der Bevölkerung kann man das Maß der Bewegung als ausreichend bezeichnen. So gut wie alle Parameter des Herz-Kreislauf-Systems verschlechtern sich durch mangelnde Bewegung (siehe Seite 94ff.).

nur jeder Dritte bewegt sich ausreichend

Schlafmangel

Eine durchschnittliche Schlafdauer unter 6 bis 8 Stunden pro Nacht erhöht das Risiko einer Herz-Kreislauf-Erkrankung um 68 %. Dabei ist auch interessant, dass der Blaulichtanteil der Bildschirme die Melatoninproduktion reduziert und auf diese Weise den Schlafmangel fördert. Deshalb sollte man es 2 bis 3 Stunden vor dem Schlafengehen vermeiden, vor Bildschirmen, Computern, Smartphones, Tablets oder anderen Geräten zu sitzen.

Bildschirme fördern Schlafmangel

Rauchen

»Die Zigarette ist das einzige Industrieprodukt, das bei bestimmungsgemäßem Gebrauch zum Tode führt.« – So Patrick Reynolds, Enkel des Gründers des zweitgrößten Tabakkonzerns.

In Deutschland rauchen etwa 23 % der Bürger, das entspricht einer Zahl von 19 Millionen Rauchern. Positiv ausgedrückt heißt dies, dass 77 % der Bevölkerung nicht rauchen, also 63 Millionen! 36 % der Männer und 27 % der Frauen rauchen; Jugendliche rauchen mehr als Menschen nach dem 45. Lebensjahr.

Der Ursprung der Tabakpflanze liegt in Amerika. Im 16. Jahrhundert wurde sie nach England gebracht. Von dort breitete sie sich in ganz Europa aus; trotz Verboten war dies nicht aufzuhalten. Nikotin ist ein natürlicher Bestandteil der Tabakpflanze. Es breitet sich in nur 7 Sekunden im Gehirn aus und ist der suchtauslösende Stoff. Fast 40 % der Raucher entwickeln eine Nikotinsucht. Die Tabakpflanze enthält über 4.000 weitere Stoffe, viele davon sind krebserregend, viele davon wirken sich auch negativ auf das Gefäßsystem aus.

Rauchen schädigt fast jedes Organ

Rauchen schädigt beinahe jedes Organ im Körper! Im Hinblick auf Herz-Kreislauf-Erkrankungen ist das Risiko für folgende Erkrankungen deutlich erhöht: Schlaganfall, Alzheimer bzw. Altersdemenz, Potenzprobleme, Augenprobleme (grauer Star), Durchblutungsstörungen der Beine (Schaufenster-Krankheit, Raucherbein), Arteriosklerose (»Verkalkung« der Blutgefäße), Angina pectoris, Herzinfarkt, hoher Pulsschlag, hoher Blutdruck, Herzinsuffizienz, Rechtsherzbelastung infolge Lungenveränderungen, Verschlechterung der Nierenfunktion sowie Verminderung der Leistungsfähigkeit.

Jede Zigarette steigert den Blutdruck für etwa 20 bis 30 Minuten um circa 5 bis 20 mmHg!

Passivrauchen

Pro Jahr sterben 110.000 bis 140.000 Menschen an den Folgen des Tabakkonsums, pro Tag sind es 383 Menschen. Jede Zigarette verkürzt das Leben um etwa 29 Minuten. Dabei ist Passivrauchen genauso schädlich wie das aktive Rauchen.

In den Ländern, in denen ein Rauchverbot in öffentlichen Lokalen und Restaurants erlassen wurde, hat sich die Zahl der Krankenhauseinweisungen wegen Herzinfarkt in den ersten 6 Monaten um nahezu 40 % reduziert!

Die Kosten der nikotinassoziierten Erkrankungen belaufen sich auf etwa 30 Milliarden Euro pro Jahr, die Einnahmen aus der Tabaksteuer betragen knapp die Hälfte (14,1 Milliarden).

Rauchen ist weltweit die bedeutendste, dabei aber eine vermeidbare Todesursache.

Eine sinnvolle Blutdruckeinstellung bedeutet, dass man sich gleichzeitig das Rauchen abgewöhnt, da Nikotin die Wirksamkeit der Blutdruckmittel vermindert.

Shisha-Rauchen

In den letzten Jahren ist das Shisha-Rauchen ein zunehmender Gesellschaftsfaktor geworden, besonders bei Jugendlichen: Jeder zehnte Jugendliche zwischen 12 und 19 Jahren greift zur Wasserpfeife. In der Gruppe der

15-Jährigen rauchen bereits genauso viele Zigaretten wie Wasserpfeife: etwa 15%. Wenn man meint, das Shisha-Rauchen sei weniger schädlich, täuscht man sich. Genau das Gegenteil ist der Fall. Der Tabak wird nicht angezündet, sondern mit Kohle erhitzt und durch Wasser gezogen. Er brennt also nicht, sondern schwelt bei niedrigen Temperaturen, dadurch entstehen besonders viele Gifte. Weil der Rauch kälter ist als bei Zigaretten, werden Schwermetalle wie Chrom, Nickel oder Blei viel tiefer in die Lunge gezogen und verursachen sogar noch mehr Schäden – wenn auch nicht sofort.

besonders viele Giftstoffe

Betrachtet man die Faktoren Ernährung, Bewegung, Alkoholkonsum und Nikotinverbrauch, so leben nur etwa 14% der Bevölkerung gesund. Die überwiegende Mehrheit verhält sich ungesund und trägt so die Verantwortung für später auftretende Erkrankungen.

Fettstoffwechselstörung

Cholesterin ist ein Baustein der Zellwände. Darüber hinaus ist es für die Bildung der Gallensäuren sowie von Vitamin D wichtig. Es stellt außerdem die Grundlage für die Bildung der Stress- und Geschlechtshormone im Körper dar. Diese regen wiederum die Leber an, Cholesterin zu produzieren. Die Leber bildet etwa dreimal so viel Cholesterin, wie wir über die Nahrung zu uns nehmen. Dies ist der Grund, weshalb Bewegung und eine Nahrungsumstellung in den allermeisten Fällen alleine nicht ausreichen, um eine effektive Senkung des Cholesterins zu erzielen.

Cholesterinbildung in der Leber

Die Aufnahme von Cholesterin mit der Nahrung und seine Bildung in der Leber sind ein sinnvoller Evolutionsmechanismus, um den Cholesterinspiegel konstant zu halten. Nahrung steht heute im Überfluss zur Verfügung und enthält meist zu viel Fett, Stressfaktoren nehmen zu. Das System kommt dadurch aus dem Gleichgewicht, das Cholesterin steigt. Hinzu kommen Erbfaktoren, Krankheiten oder Arzneimittel.

Fette sind generell schlecht wasserlöslich und werden deshalb zum besseren Transport im Blut an Eiweißstrukturen gebunden. Diese werden abgekürzt LDL (Low Density Lipoprotein) und HDL (High Density Lipoprotein) genannt. HDL wird auch als »gutes« Cholesterin bezeichnet, weil es das Cholesterin aus der Gefäßwand in die Leber transportiert. Der Anteil an HDL im Blut sollte so hoch wie möglich sein.

LDL- und HDL-Cholesterin

LDL, auch »schlechtes« Cholesterin genannt, transportiert Cholesterin in die Zelle, wo es abgelagert wird. Ist der Cholesterinwert zu hoch (über 200 mg/dl), so wird Cholesterin in die Gefäßwände eingelagert, verursacht dort eine reaktive Entzündung, verdickt und versteift die Wände. Im Laufe der Zeit kommt Kalk hinzu. Damit entstehen die gefährlichen Plaques, die man dann im Ultraschall gut sehen kann. Dieser Prozess (auch Verkalkung oder Arteriosklerose genannt) führt dann zu einer erhöhten Gefäßsteifigkeit, die ihrerseits den Blutdruck erhöht; die Plaques verengen das Gefäß, sodass weniger Blut hindurchfließen kann. Durchblutungsstörungen der Gefäße sind die Folge, in Form von Angina pectoris (bessere Bezeichnung: Koronare Herzerkrankung) bis hin zum Herzinfarkt, Verengungen der Halsarterien bis hin zum Schlaganfall, Verengungen der Beinarterien bis hin zur sogenannten Schaufenster-Krankheit oder Verengungen der Arterien des Penis mit nachfolgenden Erektionsproblemen. Diese Plaques entwickeln sich unter der dünnen Innen-Schleimhaut der Arterien, die dadurch unter Spannung gerät und aufreißen kann. Die Blutplättchen erfüllen dann ihre Aufgabe und eilen herbei, um diese innere Wunde zu schließen. Das Gefäß kann sich durch das sich bildende Gerinnsel aber plötzlich verschließen, mit sofortigem Durchblutungsstopp. Bei einer entsprechenden Gefährdung wird deshalb meist Aspirin® 100 mg gegeben, um die Verklebungsfähigkeit der Blutplättchen zu bremsen.

Bildung von Plaques

Durchblutungsstörungen

Andere Faktoren wie Rauchen, Übergewicht, Bewegungsmangel oder Diabetes mellitus verstärken die schädigende Wirkung eines erhöhten Cholesterinspiegels.

Wieder gilt also: Je mehr Faktoren zusammenkommen, desto strenger müssen Blutdruck und Cholesterin eingestellt werden.

Leider ist die Versorgungslage bei Fettstoffwechselstörungen ähnlich schlecht wie beim Blutdruck. Drei von vier Patienten sind unzureichend behandelt! Je mehr Risikofaktoren vorliegen, desto schlechter ist die Behandlungssituation.

Patienten oft unzureichend behandelt

Es bestehen heute keine Zweifel mehr, dass eine effektive Senkung des Cholesterins einschließlich seiner Unterfraktionen die Zahl von Schlaganfällen, Herzinfarkten sowie Demenzen erheblich vermindert.

Liegt eine Fettstoffwechselstörung vor, muss diese bei der Blutdruckbehandlung adäquat mit einbezogen werden. Gewichtsreduktion, Ernährungsumstellung sowie Bewegung senken den Cholesterinwert, reichen aber meist nicht aus, um die notwendigen Zielwerte zu erreichen.

Fernsehen

Über die Qualität und kulturelle Wertigkeit von Fernsehsendungen soll hier weder diskutiert noch geurteilt werden. Die Wirkung des Fernsehens auf den Blutdruck oder allgemein auf die Gesundheit beruht auf der Tatsache, dass man dabei lange Zeit regungslos vor dem Gerät sitzt und so die Muskulatur nicht benutzt. Ich spreche hier also nicht vom Programm, sondern allein von der anhaltenden Passivität. Der Körper fällt in einen Zustand zwischen Ruhen und Schlafen und senkt seinen Kalorienverbrauch sogar noch unter den Verbrauch beim »normalen« Nichtstun ab. Die allermeisten Menschen knabbern nebenher hochkalorische Speisen (Nüsse, Chips, Salzstangen, Popcorn usw.) oder trinken kalorienreiche Getränke (Bier, Cola usw.) – oft entspricht die aufgenommene Kalorienmenge der einer ganzen zusätzlichen Mahlzeit am Tag. Fette und Zucker können durch den Bewegungsmangel schwerer verdaut werden, ganz zu schweigen von der zusätzlich eingenommenen Menge. Das Körpergewicht nimmt zu, die körperliche Fitness dagegen nimmt ab, die Blutfette und Blutzuckerwerte steigen. Der Nikotinkonsum nimmt meist ebenfalls zu.

anhaltende Passivität

zusätzliche Kalorien

Allein durch den Fernsehkonsum werden im Jahr 2020 in Deutschland etwa 20.000 Menschen an den Folgen von Übergewicht, weitere 20.000 an den Folgen des Rauchens sterben. Viele Tausende werden unter erhöhtem Blutdruck, erhöhtem Cholesterinspiegel, Altersdiabetes bereits in jungen Jahren, Depressionen und Gelenkbeschwerden leiden. Die Kosten, die volkswirtschaftlichen Schäden liegen Schätzungen zufolge mindestens in zweistelliger Milliardenhöhe.

Risiken

Wir wissen schon seit längerer Zeit, wie schädlich das Fernsehen ist. Kürzlich hat eine Studie in Australien das Risiko erschreckend konkret in Zahlen aufgezeigt. Es wurden mehr als 8.000 Menschen über 6 Jahre beobachtet. Dabei wurde unterschieden, ob man länger oder kürzer als 4 Stunden am Tag vor dem Fernseher sitzt. Das Ergebnis: Wer mehr als 4 Stunden am Tag vor dem Fernseher sitzt, hat ein um 46 % erhöhtes Risiko zu erkranken im Vergleich zu den Menschen, die weniger als 2 Stunden fernsehen. Bei längerem Konsum steigt das Risiko für eine Herz-Kreislauf-Erkrankung sogar um 80 %. Jede Stunde, die man vor dem Fernseher verbringt, erhöht die allgemeine Sterblichkeit um 11 % und die Sterblichkeit an Herz-Kreislauf-Erkrankungen sogar um 18 %. Das Risiko, an Diabetes zu erkranken, steigt um 20 %! Die erhöhte Sterblichkeit betrifft sogar Menschen, die nicht übergewichtig waren.

Nach einer amerikanischen Studie schauen die Menschen im Schnitt täglich 5 Stunden fern. Bei kontrolliertem Fernsehkonsum reduzierte sich diese Zeit um 3 Stunden. Dadurch nahmen die Studienteilnehmer 125 kcal am Tag weniger zu sich, sie verbrauchten mehr Energie (ein Plus von 119 kcal pro Tag) – die Energiebilanz verbesserte sich also um 244 kcal pro Tag. Dies reduzierte das Gewicht um 0,7 kg in 3 Wochen – ohne besondere Diät oder bewusste zusätzliche Bewegung oder gar Sport.

Abnehmen durch weniger TV-Konsum

Nur durch einen verminderten TV-Konsum verbessern sich also die Gesundheitsvoraussetzungen: Das Gewicht reduziert sich, die Bewegung nimmt automatisch zu. Eine Verkürzung der täglichen Zeit vor dem Fernsehgerät um eine Stunde verringert das Körpergewicht um 2,5 kg pro Jahr.

Wie sieht die Realität bei uns aus, wie lange sitzen die Menschen in Deutschland vor dem TV-Gerät?

27 % der Bevölkerung verbringen 4 und mehr Stunden davor, 84 % verbringen 2 Stunden und mehr vor dem Fernseher – laut einer Erhebung 2007. Im Schnitt verbrachten die Bundesbürger 3 Stunden und 23 Minuten pro Tag vor dem Gerät, 2010 waren es bereits 4 Stunden und 26 Minuten. Bei 1- bis 13-Jährigen waren es 1,6 Stunden, bei 11 % der 11- bis 16-Jährigen bereits mehr als 4 Stunden, bei über 50-Jährigen waren es 4,3 Stunden. Bei den 14- bis 49-Jährigen wurden 2010 im Durchschnitt knapp über 3 Stunden festgestellt – Tendenz leider steigend.

Auswirkungen bei Kindern

Kleinere Kinder, die mehr als 2 Stunden am Tag fernsehen, neigen noch als 10-Jährige zu weniger Bewegung, sind passiv im Unterricht, haben speziell mit Mathematik zu kämpfen und sind zu dick, mit allen Folgen, die das Übergewicht verursacht (so eine große kanadische Studie).

Zeit vor dem PC

Hinzu kommt die Zeit, die man vor einem PC verbringt (Spiele, Internet, Chatten usw.). Dabei handelt es sich laut Erhebungen um 2 bis 3 Stunden am Tag – bei 15-Jährigen. Noch genauer: 15 % der 15-jährigen Jungen verbringen mehr als 4,5 Stunden am Tag mit PC-Spielen, währen »nur« 4,3 % der Mädchen exzessive »Gamerinnen« sind; 3 % der Jungen sind davon abhängig.

Folgen im sozialen Bereich

Laut einer Vielzahl von Studien hat ein hoher Konsum von elektronischen Medien darüber hinaus auch folgende Konsequenzen: Verarmung sozialer Beziehungen bzw. Zunahme der sozialen Isolation, Abnahme sozialer Kompetenz, Probleme mit der Aufmerksamkeit, Lesestörungen, Zunahme von Verhaltensauffälligkeiten, Zunahme von Aggressivität und Gewaltbereitschaft, Schulleistungen und Kreativität nehmen ab, Sprachstörungen nehmen zu.

Die Bedeutung sozialer Bindungen für die Entwicklung und Gesundheit des einzelnen Menschen ist gut bekannt. Umso mehr muss diese Entwicklung als besorgniserregend bezeichnet werden. Fernsehen und ähnliche Medien sind das machtvollste Instrument der kollektiven Ruhigstellung, das wir bisher kennen. Eine intensive Mediennutzung führt zu körperlicher Inaktivität, zu Übergewicht und zu hohem Blutdruck, und das bereits in jüngeren Jahren.

»selbst verschuldete Unmündigkeit«

Um es mit Immanuel Kant zu formulieren: Will man aus der »selbst verschuldeten Unmündigkeit« aussteigen und die medizinischen, sozialen und kulturellen Schäden des E-Medien-Konsums vermeiden, gibt es nur einen Weg: die Geräte nicht zu kaufen oder den Ausschaltknopf viel häufiger als bisher zu betätigen. Diesen Weg muss jeder Einzelne gehen – die Fakten sind hinreichend bekannt und erschreckend genug.

Schilddrüsenüber- und -unterfunktion

isolierte systolische Hypertonie

Eine Schilddrüsenüberfunktion geht mit einer Verminderung des Gefäßwiderstandes einher. Die Herzfrequenz steigt, ebenso die Herzkontraktilität (also die Fähigkeit des Muskels, sich zusammenzuziehen) und das Schlagvolumen. Dies führt zu einer erhöhten Auswurfleistung des Herzens und häufig zu einer isolierten systolischen Hypertonie.

Eine Schilddrüsenunterfunktion bewirkt eine Erhöhung des Gefäßwiderstandes mit einem Anstieg des diastolischen Blutdrucks.

Eine Kombination von hohem Blutdruck und einer Schilddrüsenüberfunktion erhöht die Wahrscheinlichkeit, dass Vorhofflimmern auftritt.

Sozialstatus und Intelligenzquotient (IQ)

Risikoverhalten

Nach einer Übersichtsarbeit aus dem Jahr 2010 zeigt sich, dass ein niedriger Sozialstatus mit Risikoverhalten assoziiert ist. Je niedriger der Sozialstatus, desto eher rauchen die Menschen, desto adipöser sind sie, desto weniger praktizieren sie Sport oder bewegen sich. Das risikoreiche, sich selbst gefährdende Verhalten hinsichtlich Herz-Kreislauf-Erkrankungen steigt mit sinkendem Sozialstatus.

Ebenso verhält es sich bei einem niedrigen IQ: Ein gesundheitsbewusstes Verhalten wird nicht gelebt und praktiziert.

Einsamkeit

Bei einer Untersuchung an über 300.000 Menschen wurde festgestellt, dass Einsamkeit sowie ein Mangel an sozialen Beziehungen hinsichtlich Herz-

Kreislauf-Schäden genauso schädlich ist wie 15 Zigaretten am Tag und doppelt so schlimm wie Übergewicht. Ein weit gespanntes soziales Netz verringert hingegen die Sterberate um die Hälfte. Auch der Umgang mit Stress, der sich auf Herz und Kreislauf auswirkt, ist besser, wenn Freundschaften vorhanden sind.

Mangel an sozialen Beziehungen

Einsam lebende Menschen entwickeln eher einen hohen Blutdruck. Einsamkeit erhöht den Blutdruck um bis zu 14 mmHg. Der Mangel an sozialen Beziehungen erhöht außerdem das Risiko, an Demenz zu erkranken.

Ernährung

zu üppig, zu kalorienreich, zu fett

Die Ernährung in den westlichen Ländern ist im Allgemeinen zu üppig, zu kalorienreich und zu fett. Dadurch steigen das Körpergewicht, der Cholesterinwert und der Harnsäurespiegel; die Glukosetoleranz sinkt, Vorstufen des Diabetes entwickeln sich. Durch diese Form der Ernährung steigt die Wahrscheinlichkeit, hohen Blutdruck zu entwickeln. Falsche Ernährung gepaart mit zu wenig Bewegung steigert das Risiko noch zusätzlich (zu weiteren Einzelheiten siehe das Kapitel »Was kann ich für meine Gesundheit tun?«, Seite 89ff.).

Salzverbrauch

Salz erhöht den Blutdruck

Der Zusammenhang zwischen hohem Salzkonsum und hohem Blutdruck ist schon lange bekannt. Über eine Schwellung der Gefäßwand bis hin zur Aktivierung des Renin-Angiotensin-Systems (eines Systems zur Regulierung des Flüssigkeits- und Elektrolythaushalts) bewirkt Kochsalz eine Blutdruckerhöhung. Bei erhöhtem Blutdruck ist es daher unerlässlich, die Kochsalzaufnahme zu reduzieren (zu weiteren Einzelheiten siehe das Kapitel »Was kann ich für meine Gesundheit tun?«, Seite 89ff.).

Geräuschpegel

Es ist hinreichend bekannt, dass ein hoher Geräuschpegel zu einer Erhöhung des Blutdrucks führt. Großraumbüros und Werkshallen mit lauten Maschinen weisen bereits einen gesundheitsschädlichen Pegel auf. Menschen aus stark mit Verkehrslärm belasteten Wohngebieten (beispielsweise in der Nähe eines

Flughafens) sind häufiger wegen erhöhtem Blutdruck in Behandlung, aber auch zu Hause (ständig laufendes Radio oder Ähnliches) oder in Kindergärten ist der Geräuschpegel oft zu hoch.

Fluglärm vermindert die Schlafqualität, bewirkt eine endotheliale Dysfunktion, erhöht also die Gefäßsteifigkeit. Das Risiko für erhöhten Blutdruck, Herzerkrankungen oder Schlaganfall steigt damit erheblich.

Ab einer Lautstärke von 30 bis 40 dB können Schlafprobleme auftreten sowie Lern- und Konzentrationsstörungen, aber auch Kommunikationsstörungen. Ab etwa 65 dB beginnen messbare Gesundheitsstörungen. Jeder vierte Jugendliche hat bereits messbare Hörschäden. Das Erkrankungsrisiko für Herz-Kreislauf-Erkrankungen steigt ganz erheblich bereits ab einem Pegel von 60 dB(A).

messbare Gesundheitsstörungen ab etwa 65 dB

Als grobe Orientierung kann gelten, dass eine normale Unterhaltung ab etwa 75 bis 80 dB nicht mehr möglich ist. Die Schmerzgrenze liegt bei etwa 130 dB.

Hier eine Tabelle zur Orientierung:

Ruhiges Zimmer	18–32 dB
übliche Geräusche im Haus	30–42 dB
Leerlaufgeräusche (Motor in 7 Meter Entfernung)	45–55 dB
Inkubator für Neugeborene	40–50 dB
normale Unterhaltung, Seminare	40–60 dB
Großraumbüro	60–65 dB
Restaurant	70 dB
Motorrasenmäher	64–77 dB
Straßenverkehr	70–100 dB
Fabrik	82–95 dB
Presslufthammer, Walkman, Discothek, Autoradio	90–100 dB
militärische Tiefflüge	105–125 dB
startender Jet, Düsentriebwerk	130–140 dB
Pistolenschuss, Silvesterböller, Knalltrauma	140–165 dB

Daher muss die Empfehlung lauten, den Geräuschpegel in der eigenen Wohnung zu reduzieren. Das kann bedeuten, dass nicht ständig Musik im Hintergrund läuft, der Fernseher oder das Radio laut eingeschaltet sind, auch wenn niemand davorsitzt oder zuhört …

auf vermeidbare Geräusche achten

Verschiedene andere Faktoren

ungesunde Lebensweise

unregelmäßiger Tagesablauf

Persönlichkeitsstruktur

- *Cola:* Menschen, die viel Cola trinken, haben meist einen höheren Blutdruck. Allerdings leben diese Menschen auch in anderer Hinsicht oft eher ungesund. Jedenfalls wurde festgestellt, dass ein Verzicht auf Cola dazu beiträgt, den Blutdruck zu senken.
- *Softdrinks* oder zuckerhaltige Drinks, die heute weit verbreitet sind, tragen ebenso dazu bei, dass der Blutdruck steigt.
- *Schlafstörungen* und *Schlafmangel:* Ein gestörter Schlaf oder zu wenig Schlaf führt zu verschiedenen Störungen, auch zu einem erhöhten Blutdruck, und fördert außerdem die Gewichtszunahme.
- *Arbeiten bis in die Nachtstunden, bis spät fernsehen, unregelmäßige Tagesabläufe, abends nicht abschalten wollen oder können* – all dies sind Faktoren, die den Blutdruck erhöhen können. Leider spielen sie bereits bei Schulkindern oft eine Rolle. Ein geregelter Tagesablauf mit einem gesunden Tag-Nacht-Rhythmus ist von großer Bedeutung – selbst im Berufsleben sollte man darauf achten.
- *Überstunden:* In einer Studie, die über 11 Jahre lief, ist der Einfluss von Überstunden untersucht worden: Beschäftigte, die pro Tag 3 bis 4 Überstunden leisteten, hatten im Vergleich zu denen, die keine machten, ein um 60% erhöhtes Risiko, an der Koronaren Herzkrankheit (Angina pectoris) zu erkranken. Rechnet man andere Faktoren weg, so bleibt immer noch ein fast verdoppeltes Risiko übrig. Diese Daten lassen sich auch aus der Persönlichkeitsstruktur erklären: Überstunden machen vor allem Menschen, die meist unter Dampf stehen, die einen übertriebenen Ehrgeiz haben. Diese Menschen leiden häufiger unter Bluthochdruck, haben weniger Zeit, sich zu bewegen, ernähren sich ungesünder, leiden häufiger an Schlafmangel, Angststörungen und Depressionen.
- *Feinstaub:* Eine erhöhte Dichte von Feinstaub (sowohl Feinstaub unter 2,5 Mikrogramm als auch gröbere Partikel von bis zu 10 Mikrogramm) lässt in Ballungsgebieten den Blutdruck steigen, und zwar um 1,7 mmHg pro Zunahme um 2,4 Mikrogramm je Kubikmeter Luft.
- *Zahnstatus:* Menschen mit einem schlechten Zahnstatus habe ein hohes Risiko, Herz-Kreislauf-Erkrankungen zu bekommen.
- *Anspannungen, Sorgen und Ängste* können den Blutdruck in die Höhe treiben, wenn sie länger andauern. Entspannungsübungen können eine gewisse Hilfe bringen.

- *Schlafapnoe:* Dies ist eine Erkrankung, die durch das zeitweilige Aufhören der Atmung in der Nacht charakterisiert ist. Ursache hierfür sind Störungen der oberen Atemwege. Die Häufigkeit der Schlafapnoe steigt mit zunehmendem Alter und Körpergewicht an: 24 % der Männer und 9 % der Frauen im mittleren Alter leiden darunter.
  Es wurden Versuche angestellt, denen zufolge der Blutdruck bei Tieren schon nach wenigen Wochen ansteigt, wenn man künstlich eine Schlafapnoe erzeugt. Beim Menschen steigt der Blutdruck zunächst während der nächtlichen Apnoe-Phasen an, später dann auch tagsüber. Die typische Absenkung des Blutdrucks, wie sie gewöhnlich nachts erfolgt, bleibt bei diesen Patienten aus.
  Beide Erkrankungen (Schlafapnoe und Hypertonie) haben die gleichen Risikofaktoren: Übergewicht, Alkoholkonsum, Alter, männliches Geschlecht, verminderte körperliche Aktivität. Beide Erkrankungen können also koexistent sein, nicht die eine durch die andere bedingt. Auch die Schlafapnoe geht mit einer Fehlfunktion der inneren Schleimhautschicht der Blutgefäße (Endothel) einher.
  gleiche Risikofaktoren bei Schlafapnoe und Hypertonie
  Durch die gestörte Schlafstruktur schlafen diese Menschen schlecht und sind am Tag müde und schläfrig. Auch können sie unter morgendlichen Kopfschmerzen leiden.
  gestörte Schlafstruktur
  Die Behandlung dieser Erkrankung beruht auf folgenden Pfeilern: Seltene Störungen im HNO-Bereich müssen behandelt werden; das Gewicht muss reduziert werden, denn allein dadurch bessert sich die Erkrankung erheblich; Alkohol und Beruhigungsmittel sollten abends nicht eingenommen werden. Standardbehandlung ist ein kontinuierlicher Atemdruck nachts über eine Maske (continuous positive airway pressure, CPAP). Damit lässt sich in über 90 % der Fälle die Atmung normalisieren, wobei nicht alle Patienten eine solche Maske tolerieren. Der Blutdruck kann durch diese Behandlung um bis zu 10 mmHg sinken.
  Liegt eine Schlafapnoe-Erkrankung vor, sollten zur Behandlung des Bluthochdrucks Diuretika und zentral sedierende (d. h. beruhigende oder dämpfende) Mittel gemieden werden, ebenso sind Betablocker nur mit Vorsicht anzuwenden. Mittel der Wahl sind Sartane oder ACE-Hemmer.
  geeignete Medikamente
  Bei Hochdruckpatienten, die keine nächtliche Blutdruckabsenkung zeigen oder tatsächlich therapieresistent sind, muss man auch an eine Schlafapnoe denken.

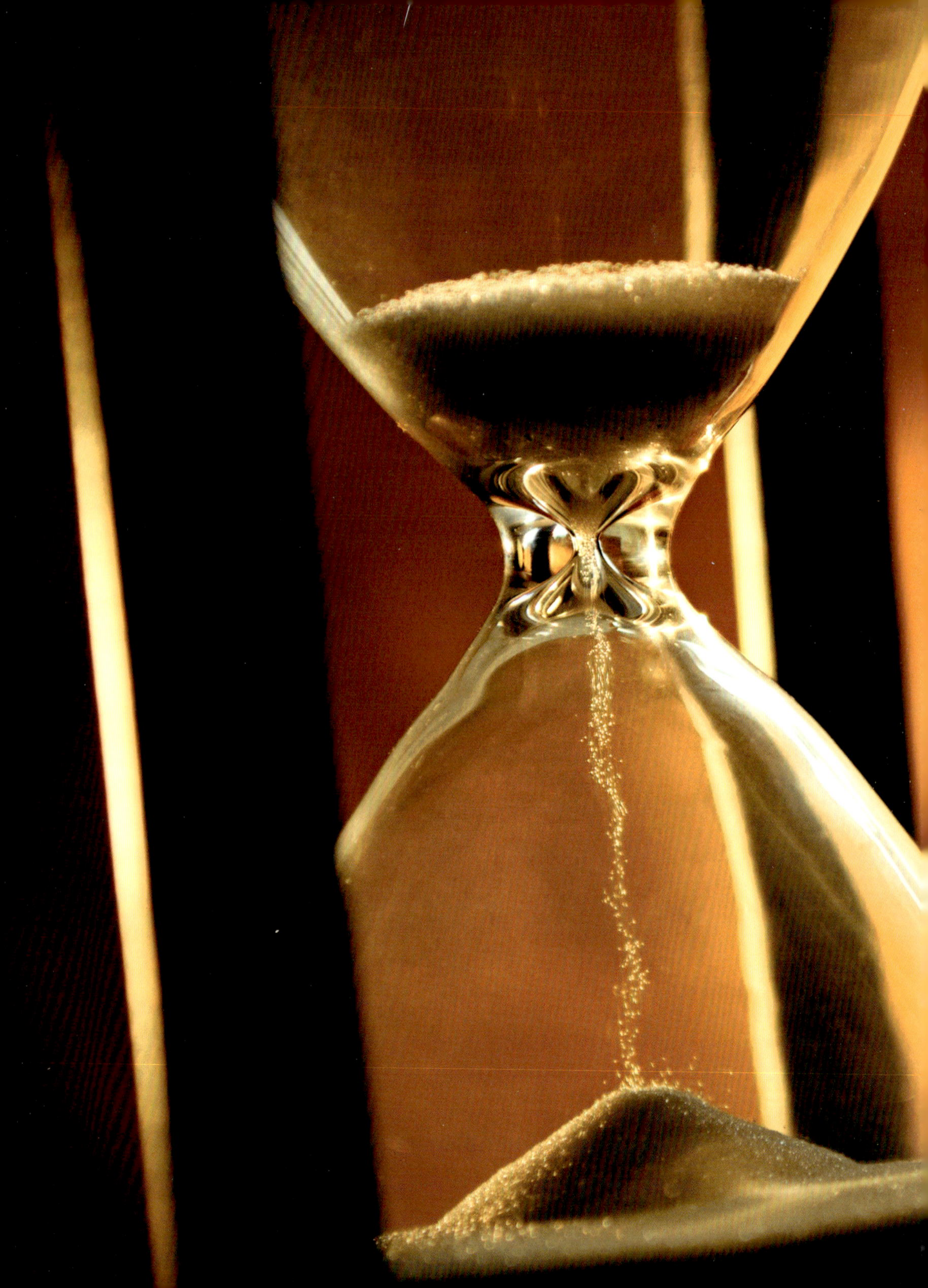

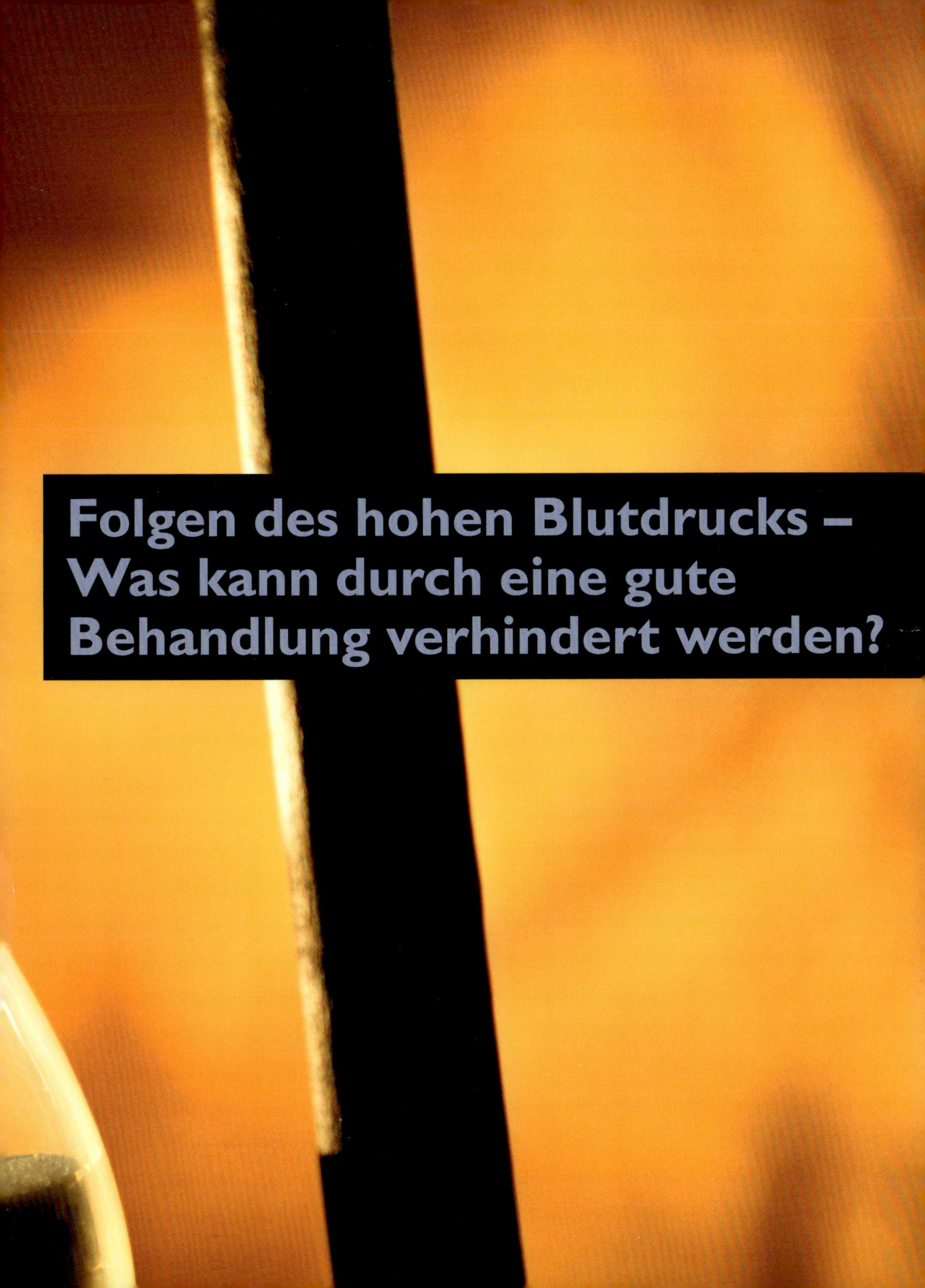

Folgen des hohen Blutdrucks – Was kann durch eine gute Behandlung verhindert werden?

Gefäßsteifigkeit

Elastizität der Gefäße

Hoher Blutdruck vermindert die Elastizität der Gefäße, steife Gefäße (durch die Ablagerung von Cholesterin in der Gefäßwand) erhöhen wiederum den Blutdruck. Die Herzfrequenz-Variabilität (siehe Seite 72) vermindert sich.

Schlaganfall

Möglichkeiten zur Verhinderung

Hoher Blutdruck ist die Hauptursache für das Auftreten eines Schlaganfalls. Hoher Blutdruck, Rauchen, großer Bauchumfang, ungesunde Ernährung sowie Bewegungsmangel sind für 80 % aller Schlaganfälle verantwortlich. Eine gute Blutdrucksenkung begleitet von Lebensstiländerungen (siehe Seite 89ff.) ist die beste Verhinderungsstrategie des Schlaganfalls.

Demenz

In Deutschland leiden 1,2 Millionen Menschen an Demenz, bezogen auf Menschen, die 65 Jahre oder älter sind. Jedes Jahr erkranken fast 250.000 Menschen an einer Demenz. Zwei Drittel davon sind Frauen.

Verschlechterung der Hirnleistung

Hoher Blutdruck verschlechtert die Hirnleistung deutlich, bereits ab einem Wert von 140 mmHg systolisch. Im Verlauf vieler Jahre erhöht sich so das Risiko einer Demenz oder eines Morbus Alzheimer um das 4- bis 5-Fache.

Demenz verhindern durch konsequente Blutdrucksenkung

Folgende Aspekte darf man nicht außer Acht lassen: Erhöhte Cholesterinwerte, Diabetes mellitus, eine falsche Ernährung sowie Vitaminmangel, Rauchen, Bewegungsmangel, Alkohol in erhöhtem Maße, erhöhter Fernsehkonsum sowie niedrige Bildung sind wichtige Faktoren, die zur Demenz führen können. Umgekehrt kann nahezu jede zweite Demenz durch eine konsequente Blutdrucksenkung vermieden werden. Man kann also sehr effektiv etwas dagegen unternehmen, sowohl was die Lebensweise als auch was die Behandlung der Risikofaktoren angeht. Übergewicht, insbesondere das Bauchfett, steht stark mit einer Verringerung des Gehirnvolumens in Zusammenhang; Übergewicht verdoppelt das Risiko, in späteren Jahren eine Demenz zu entwickeln.

Die mittlere Überlebenszeit nach der Feststellung einer Demenz beträgt etwa 15 Monate. Demenz ist eine ernsthafte Erkrankung, die eine ähnlich hohe Sterblichkeit zeigt wie die von allen so gefürchtete Krebserkrankung.

Da die Therapiemöglichkeiten bei einer bereits aufgetretenen Demenz sehr gering sind, ist es umso wichtiger, alles zu tun, damit es erst gar nicht zu dieser Erkrankung kommt.

Schlaganfall und Demenz müssen keine schicksalhaften Erkrankungen oder Ereignisse sein. Man kann effektiv etwas dagegen tun.

Veränderungen am Herzen

Hoher Blutdruck führt zu einer Verdickung der Muskelwand des Herzens, ohne dass die versorgenden Gefäße mitwachsen. Auf diese Weise entsteht eine Minderdurchblutung, die im Laufe der Zeit eine Schwächung des Herzens bedeutet und so zu einer Herzinsuffizienz (vereinfachend oft auch Herzschwäche genannt) im Alter führt. 75 % der herzinsuffizienten Patienten haben eine hohen Blutdruck.

Minderdurchblutung

Der hohe Blutdruck führt zu einer Fibrosierung der Muskulatur, im Muskelgewebe wird der Anteil an Bindegewebe immer größer. Dadurch wird die Kontraktion beeinträchtigt. Die Verdickung der Muskelwand führt zu einer Loslass-Störung, die die Herzschwäche verstärkt. Die endotheliale Funktion (der innersten Schleimhautschicht der Blutgefäße) wird gestört, was zu einer Koronaren Herzerkrankung (Angina pectoris), zu einem Herzinfarkt und zu Rhythmusstörungen führen kann.

Herzschwäche

Vorhofflimmern

Hierbei handelt es sich um eine Rhythmusstörung, bei der der Pulsschlag unregelmäßig und schnell ist. Blutgerinnsel können sich im Vorhof bilden, die sich losreißen und einen Schlaganfall auslösen können. Aus diesem Grund müssen die Patienten gerinnungshemmende Mittel einnehmen.

Rhythmusstörung

Hypertonie erhöht das Risiko, Vorhofflimmern zu bekommen, um etwa 60 %, und zwar aufgrund der strukturellen Veränderungen am Herzen. Bereits ein Blutdruck von 140 mmHg systolisch erhöht dieses Risiko um 30 % – ein Grund mehr, einen Blutdruckwert von unter 130 mmHg anzustreben.

Übergewicht erhöht ebenso zu etwa 40 % die Wahrscheinlichkeit eines Vorhofflimmerns.

Jeder fünfte Schlaganfall ist durch Vorhofflimmern verursacht. Vorhofflimmern alleine erhöht das Schlaganfallrisiko um das 5-Fache, außerdem beschleunigt es erheblich den kognitiven Abbau.

Schlaganfallrisiko

Ein hoher Pulsdruck ist ein Risikofaktor für Vorhofflimmern.

Nierenschäden

Täter und Opfer zugleich

Sie ist Täter und Opfer zugleich: die Niere. Eine Niereninsuffizienz führt zu einer Aktivierung des Renin-Angiotensin- sowie des Aldosteron-Systems, die den Blutdruck erhöhen. Der hohe Blutdruck wiederum schadet der Niere, sodass schlimmstenfalls eine Dialyse notwendig werden kann. Erste Schäden zeigen sich an der Eiweiß-Ausscheidung im Urin.

Arterielle Verschlusskrankheit (AVK) oder Schaufenster-Krankheit

Sauerstoffmangel

Hierbei handelt es sich um Verengungen der Blutgefäße der Beine oder im Leisten-/Becken-Bereich. Das Gewebe, insbesondere die Muskulatur, wird nicht genügend mit Blut und Sauerstoff versorgt. In Ruhe kommt es zu Beginn der Erkrankung noch zu keiner spürbaren Beeinträchtigung, bei Belastung treten dann wegen Sauerstoffmangels Schmerzen auf: Der Patient muss stehen bleiben, nach einigen Minuten kann er dann wieder gehen.

Ursachen dieser sehr ernst zu nehmenden Erkrankung sind Rauchen, hohe Cholesterinwerte und ein hoher Blutdruck.

Man kann versuchen, die verengten Stellen zu dehnen, einen Stent (d. h. eine Gefäßstütze) zu setzen oder operativ einen Bypass zu legen. Diese Möglichkeiten sind aber nicht unbegrenzt: Im Extremfall ist eine Amputation des erkrankten Beines nicht zu vermeiden.

Potenzprobleme

Heute spricht man von Erektiler Dysfunktion, ED. Sie ist definiert als Erektionsstörung, bei der eine erfolgreiche Penetration und Geschlechtsverkehr nicht möglich sind und die länger als 6 Monate anhält. Gemeinsam mit dem frühzeitigen Samenerguss (Ejaculatio praecox) ist die Erektile Dysfunktion die häufigste Störung des männlichen Geschlechts. Jeder fünfte Mann leidet an einer Erektilen Dysfunktion, bei über 50-jährigen Männern sind etwa 50 % betroffen.

häufigste Ursachen

Früher meinte man, es seien im Wesentlichen psychische Faktoren, die zu einer Erektilen Dysfunktion führen. Seit mehreren Jahren wissen wir, dass in über 70 bis 80 % der Fälle die Ursachen im Bereich Innere Medizin und Kardiologie liegen und nicht urologischer Natur sind. Die häufigsten Ursachen sind Bluthochdruck, Fettstoffwechselstörung, Rauchen, Bewegungsmangel, Diabetes mellitus, einige Medikamente (die man aber nicht unkontrolliert weglassen kann) sowie Übergewicht. Mit steigendem Blutdruck nimmt die Häufigkeit einer Erektilen Dysfunktion zu.

Erektile Dysfunktion ist selten ein urologisches Problem

Wenn also eine Erektile Dysfunktion vorliegt, sollte sich der Betroffene bei einem Kardiologen, bei einem Internisten, bei einem Arzt für Männergesundheit melden; urologische Probleme (beispielsweise nach einer Prostata-Operation) sind vergleichsweise selten.

In den allermeisten Fällen tritt eine Erektile Dysfunktion einige Jahre früher auf als beispielsweise eine Angina pectoris. Man spricht sogar von der Erektilen Dysfunktion als einem frühen Alarmzeichen, einem Prädiktor. In einer aktuellen Studie lagen bei Patienten mit Erektiler Dysfunktion etwa doppelt so oft Herz-Kreislauf-Erkrankungen vor wie bei Menschen ohne ED.

frühere Auswirkungen bei dünneren Gefäßen

Wie kann man das verstehen? Die Arterien des Penis haben einen Durchmesser von 1 bis 2 mm, die Koronararterien am Herzen hingegen von 3 bis 4 mm. Wenn sich also Ablagerungen bilden, wirken sie sich am dünneren Gefäß sehr viel früher aus. Dies ist einer der Gründe, weshalb ein Kardiologe aufgesucht werden sollte, da man das Gefäßsystem gut untersuchen muss.

Sehr viele Männer mit Bluthochdruck leiden an einer Erektilen Dysfunktion, sie sprechen aber nicht darüber. Eine deutlich reduzierte Bildung von Stickstoffmonoxid (NO) sowie Cholesterinablagerungen führen zu einer Elastizitätsstörung der Gefäße; die Erektion ist aber nur möglich, wenn das elastische Spiel zwischen Vene und Arterie intakt ist. Die Arteriosklerose der Gefäße des Penis zeigt sich auch darin, dass die Zahl der EPC-Zellen (dies sind »Mutterzellen«, die die Gefäßwand reparieren können) deutlich vermindert ist. Einige Medikamente (Sartane, siehe Seite 143f., sowie PD5-Hemmer wie Viagra®, Levitra® und Cialis®) führen zu einem Anstieg dieser Zellen.

Eine gute Blutdruckeinstellung führt zu einer Verbesserung der Erektilen Dysfunktion. Man kann aber beobachten, dass so gut wie jeder männliche

Betablocker

Patient, der Betablocker einnimmt, eine Verschlechterung der Erektion verspürt. Was Betablocker bei Frauen verursachen, wissen wir noch nicht; dass sie aber zu keiner Störung im Sexualbereich führen, ist sehr unwahrscheinlich. Erste Berichte weisen darauf hin, dass es unter der Einnahme von Betablockern zu einer schmerzhaften Störung der Vaginalbefeuchtung kommt.

Eine gute und ganzheitliche Blutdruckbehandlung muss auch diese Aspekte berücksichtigen. Betablocker und Diuretika können eine Erektile Dysfunktion verstärken. Andere Medikamente (beispielsweise Sartane) bewirken dagegen eine Verbesserung. Selbstverständlich muss zusätzlich die Fettstoffwechselstörung behandelt werden, der Patient muss das Rauchen aufgeben, sein Gewicht reduzieren und sich mehr bewegen.

Stress durch Unzufriedenheit

Auch in psychosozialer und partnerschaftlicher Sicht ist ein erfülltes Sexualleben wichtig. Unzufriedenheit kann zu Stress führen, der wiederum zu einer Blutdruckerhöhung beitragen kann.

Verlauf nach Polytraumata und Schädel-Hirn-Verletzungen

Der hohe Blutdruck verschlechtert ganz erheblich den Verlauf nach Polytraumata und Schädel-Hirn-Verletzungen.

Augenschäden

Auch im Bereich der Augen zieht Bluthochdruck oft erhebliche Folgen nach sich. Er kann zu Verengungen der Arteriolen der Netzhaut führen, zu Kaliberschwankungen (Eng- bzw. Weitstellungen der Blutgefäße), zu Netzhautablösungen und -blutungen, zum Papillenödem und zu Gefäßverschlüssen. Auch Schäden des Sehnervs sowie eine Makuladegeneration sind möglich. Ein Glaukom tritt nicht selten im Zusammenhang mit einem erhöhten Blutdruck auf.

Veränderungen am Augenhintergrund

Die Sehkraft kann durch all diese Veränderungen reduziert sein, bis hin zur Erblindung. Die Untersuchung des Augenhintergrundes zeigt am Auge ähnliche Veränderungen, wie man sie zum Beispiel in Niere und Hirn findet. Damit erlaubt sie auf nicht invasive Weise eine Einschätzung des gesamten Gefäßsystems des Patienten.

Eine effektive Blutdrucksenkung trägt dazu bei, all diese Veränderungen zu reduzieren oder zu vermeiden. Wenn keine Sehstörungen vorliegen, ist eine routinemäßige Untersuchung des Augenhintergrundes nicht nötig.

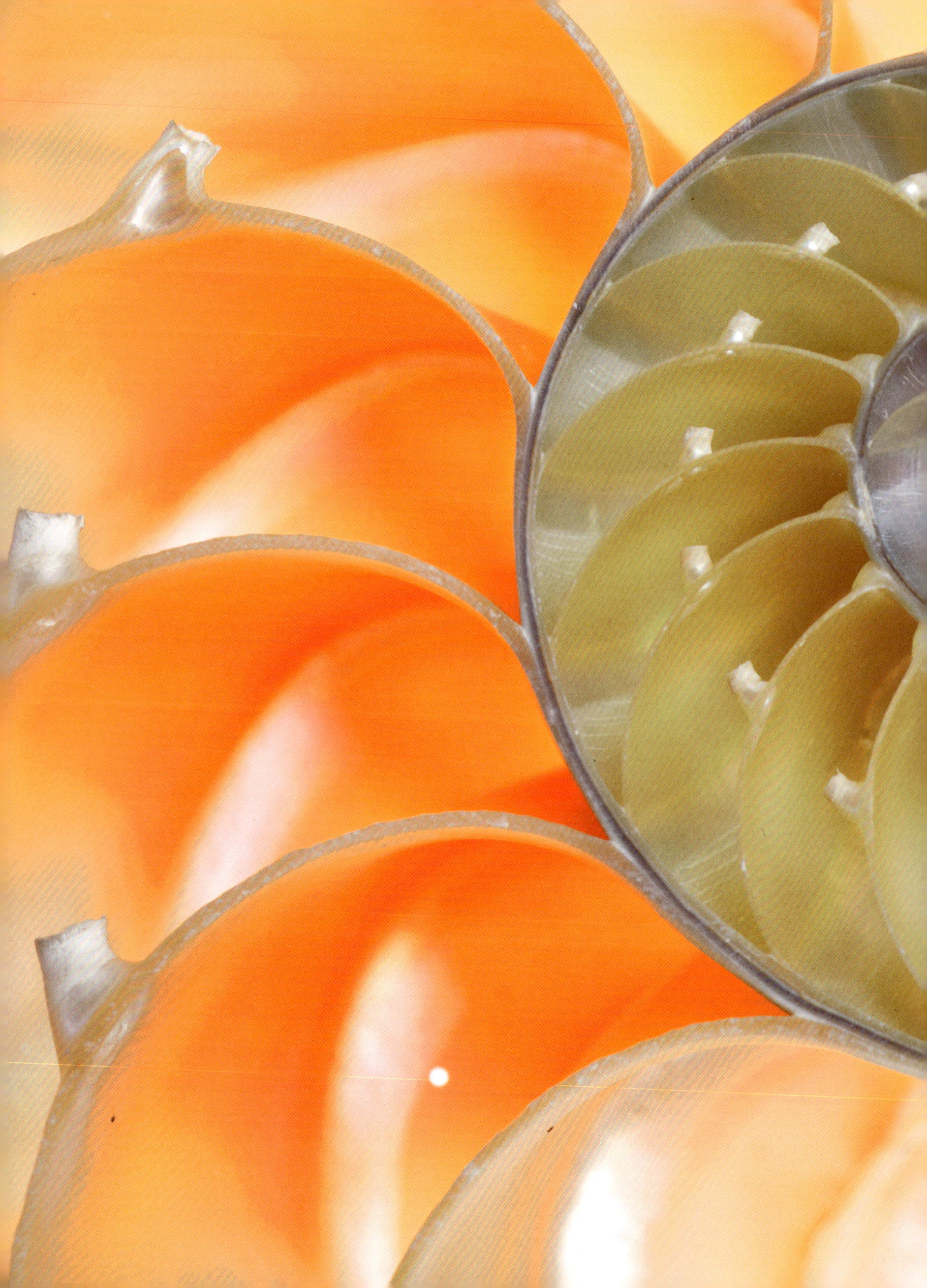

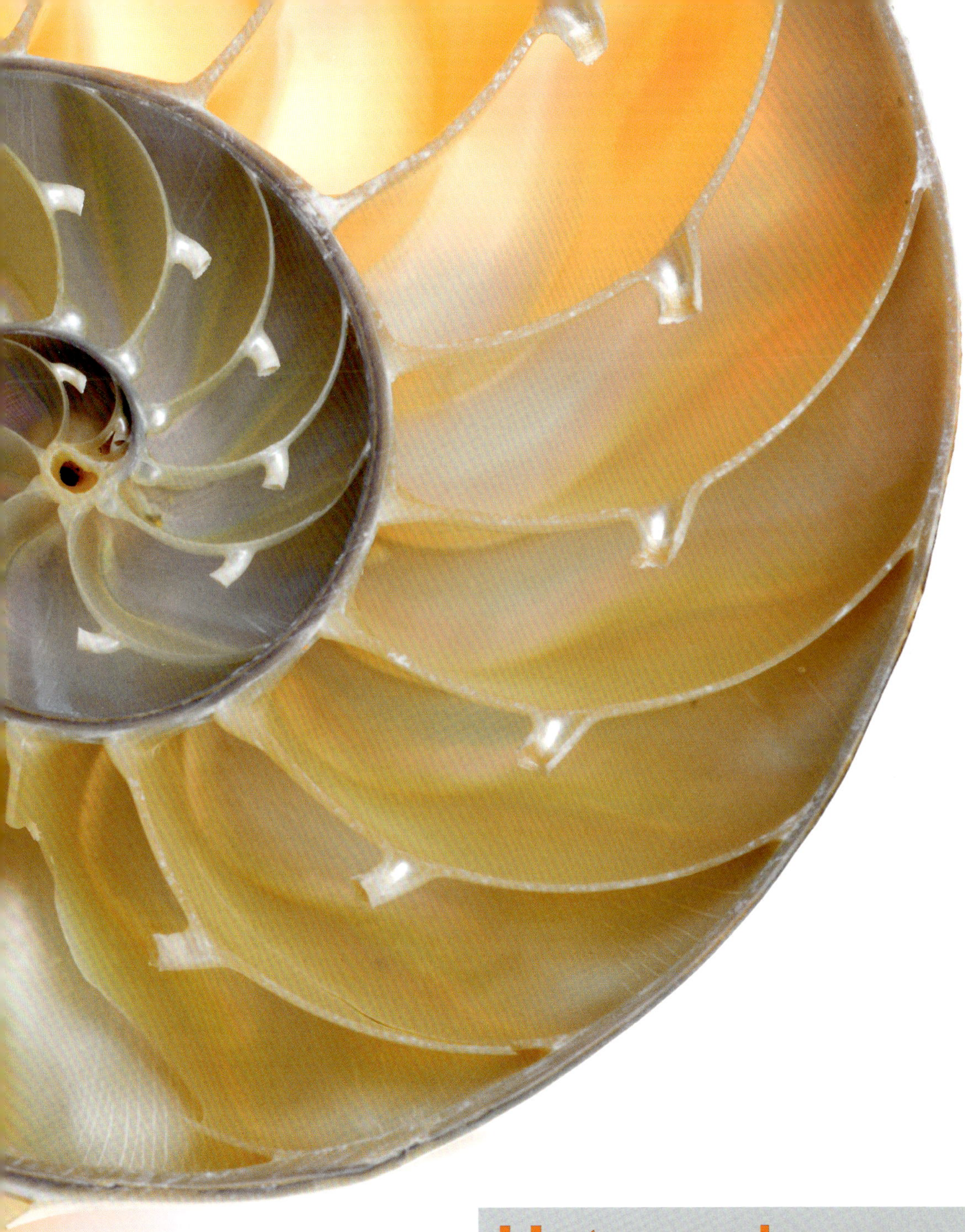

Untersuchungen

Die körperliche Untersuchung

Eine gründliche Untersuchung des Patienten ist unerlässlich: Es müssen auch Körpergröße, Gewicht und Bauchumfang bestimmt werden. Die Blutdruckwerte misst man am besten am liegenden Patienten. Wichtig ist dabei, dass er sich schon einige Minuten zuvor hingelegt hat. Lunge, Herz sowie Abdomen müssen abgetastet und abgehört werden. Sehr wichtig ist das Abtasten und eventuell Abhören der arteriellen Pulse: am Hals (Halsschlagader, Arteria carotis), in Höhe des Bauchnabels (Aorta sowie Nierenarterien), an der Leiste (Arteria femoralis) und an der Kniekehle sowie beide Fußpulse.

Abtasten und Abhören der arteriellen Pulse

Bei der Untersuchung ist es unerlässlich, den Blutdruck an beiden Armen zu messen. Eine Seitendifferenz, die mehr als 10 bis maximal 15 mmHg beträgt, ist ein Zeichen eines erhöhten Sterblichkeitsrisikos (um mehr als 24 % erhöht). Bei einem solchen Befund muss nach weiteren Gefäßerkrankungen am Hals und im Schulterbereich gesucht werden. Eine strenge Einstellung des Blutdrucks ist nötig, um das zusätzliche Risiko zu minimieren. Für die Beurteilung der Hypertonie und zur Behandlungskontrolle muss immer der höhere Wert herangezogen werden, auch bei der unerlässlichen Selbstmessung des Patienten.

Blutdruck an beiden Armen messen

Die Blutuntersuchung

Es müssen viele Blutparameter bestimmt werden. Mit einem *Blutbild* verschafft man sich einen Überblick über die im Blut enthaltenen Zellen. Ebenso wichtig ist es, den Gehalt an *Elektrolyten* im Blut festzustellen. Die *Leberwerte* müssen bestimmt werden, da ihre Erhöhung bei gleichzeitigem Übergewicht und hohen Cholesterinwerten häufig auf eine Fettleber hinweisen. Die *Nierenwerte (Kreatinin und Harnstoff)* geben einen ersten Hinweis auf die Nierenfunktion; je nach Situation muss auch die *Kreatinin-Clearance* bestimmt werden, die eine genauere Aussage über die Ausscheidungsfunktion der Nieren erlaubt. Die Bestimmung des *Eiweißes im Urin* kann einen Hinweis auf einen eventuell bereits eingetretenen blutdruckbedingten Schaden an der Niere geben und hilft bei der Auswahl des geeigneten Medikaments.

Blutbild, Elektrolyte, Leber- und Nierenwerte

Die Bestimmung der *Harnsäure-* und *Schilddrüsenwerte* gehört ebenso dazu.

Wichtig sind auch das *Gesamt-Cholesterin*, die *Triglyceride* sowie *HDL- und LDL-Cholesterin*. Diese Störung muss behandelt werden, wenn eine Erhöhung der Werte vorliegt. Eine Erhöhung kann zu einer Gefäßsteifigkeit führen, die mitverantwortlich für den hohen Blutdruck ist. Je mehr Risikofaktoren vorliegen, desto strenger muss die Fettstoffwechselstörung behandelt werden.

Der *Magnesiumspiegel* sollte ebenso bestimmt werden, da ein Mangel an Magnesium eine Blutdruckerhöhung fördern kann.

Homocystein

Homocystein ist eine schwefelhaltige Aminosäure, die bei der Verstoffwechselung der mit der Nahrung aufgenommenen Eiweiße entsteht. Bei einem Mangel an Folsäure, Vitamin B_6 und Vitamin B_{12} erhöht sich der Spiegel des Homocysteins im Blut, weil es nicht weiter verstoffwechselt wird. Eine Erhöhung des Homocysteinspiegels im Blut geht mit einer Zunahme der Herz-Kreislauf-Erkrankungen einher.

Homocystein löst Arteriosklerose aus

Die starke Atherosklerose bzw. Arteriosklerose auslösende Wirkung des Homocysteins resultiert aus einer oxidativen Schädigung des Endothels (der innersten Schleimhautschicht der Blutgefäße) mit endothelialer Dysfunktion, der Aggregation und Oxidation von LDL-Partikelchen sowie der Bildung von sogenannten Schaumzellen (Zellen mit Fetteinlagerungen). All das fördert die Zunahme der Plaques. Homocystein wirkt toxisch auf das Endothel, indem es die Bildung von Sauerstoffradikalen fördert. Dadurch reduziert sich die Bioverfügbarkeit von Stickstoffmonoxid (NO), das von allen im Körper vorhandenen Stoffen die Blutgefäße am stärksten zu weiten vermag. In den Plaques werden durch Homocystein vermehrt glatte Gefäßmuskelzellen gebildet, wodurch das Thromboserisiko beträchtlich steigt.

weitere Krankheitsfolgen

Auch bei anderen Krankheitsbildern spielt Homocystein eine wichtige Rolle: bei der diabetischen Angiopathie, bei Niereninsuffizienz, bei degenerativen Nervenerkrankungen, bei Schwangerschaftskomplikationen, bei Osteoporose und Venenthrombosen. Ein erhöhter Homocysteinspiegel erhöht das Risiko, an Demenz zu erkranken, um 40 bis 50 %. Das Risiko einer Herzinsuffizienz verdoppelt sich.

Werte

Als normal und unbedenklich gelten Werte bis 10 mmol/Liter; bei Werten zwischen 10 und 15 ist die Sterblichkeit aufgrund arteriosklerotischer Erkrankungen um das 1,9-Fache erhöht; bei Werten zwischen 15 und 20 um das 2,8-Fache, bei Werten über 20 um das 4,5-Fache.

Über die Schädlichkeit eines hohen Homocysteinspiegels bestehen keine Zweifel. Die Senkung des Gehalts von Homocystein im Blut ist deshalb trotz widersprüchlicher Angaben sinnvoll, zumal sich die Patienten unter der hierfür notwendigen Vitamingabe subjektiv besser fühlen. Außerdem wird durch diese Maßnahme die Wanddicke der Gefäße erheblich reduziert, was gesundheitlich von großer Bedeutung ist, weil eine verdickte Gefäßwand mit erhöhter Gefäßsteifigkeit und arteriosklerotischen Prozessen einhergeht.

Homocystein lässt sich leicht senken

Da die Senkung des Homocysteinspiegels positive Effekte zeigt, einfach ist (sie besteht aus der Gabe von Vitamin B_6 und B_{12} sowie von Folsäure) und sich die Patienten dabei besser fühlen, besteht kein logischer Grund, sie zu unterlassen (siehe hierzu auch das Kapitel »Orthomolekulare Medizin«, Seite 117ff.).

Lipoprotein(a)

Bei der Blutuntersuchung ist außerdem das *Lipoprotein(a)* von Bedeutung. Es wird in der Leber gebildet und besteht aus LDL-Cholesterin und einem Eiweiß. Es wird von Makrophagen (weißen Blutkörperchen) aufgenommen, kann diese zu Schaumzellen verwandeln und fördert so die Plaquebildung sowie die Fibrinablagerung in der Gefäßwand.

Ein hoher Lipoprotein(a)-Spiegel im Blutplasma ist ein wichtiger genetischer Risikofaktor für frühzeitige Arteriosklerose. In der Literatur wird diskutiert, ob es tatsächlich einen Risikofaktor darstellt oder nur ein biochemischer Marker für Herz-Kreislauf-Erkrankungen ist – dies liegt auch daran, dass es auf medikamentösem Weg schwierig ist, es effektiv zu senken. Ein erhöhter Lipoprotein(a)-Spiegel zeigt uns jedenfalls an, wie die Risikokonstellation des Patienten ist. Es ist daher dringend geboten, im Rahmen einer ganzheitlichen Behandlung alle anderen Risikofaktoren streng einzustellen.

Eine gewisse Senkung lässt sich durch Gaben von Vitamin C, Omega-3-Fettsäuren sowie Nikotinsäure erreichen; Resveratrol scheint ebenfalls eine leichte Verbesserung zu bewirken. Ernährung und normale sportliche Aktivitäten wirken sich dagegen nicht positiv aus. Allerdings kann die Gabe von Ginkgo biloba in hoher Dosierung den Lipoprotein(a)-Spiegel in einigen Fällen senken.

asymmetrisches Dimethylarginin

Im Zusammenhang mit Bluthochdruck ist auch das *asymmetrische Dimethylarginin (ADAM)* von Bedeutung. Es ist ein Derivat von Arginin, das die Funktion der Blutgefäße und des Endothels regelt. Werte von über 1 Mikrogramm/Liter gelten als kritisch. Wir finden sie bei Bluthochdruck, Diabetes, einem hohen Cholesterinspiegel und bei Niereninsuffizienz. Das asymmetrische Dimethylarginin inaktiviert Stickstoffmonoxid, führt auf diese Weise zu einer Gefäßverengung und -versteifung und erhöht so den Gefäßwiderstand. Sartane und Kalzium-Antagonisten senken den ADAM-Spiegel.

Die Urinuntersuchung

Im Morgenurin wird untersucht, ob Albumin enthalten ist. Etwa 10 % der Hypertoniker haben eine Mikroalbuminurie. Diese Eiweißausscheidung ist nicht nur ein Zeichen einer gestörten Durchblutung der Niere, sondern auch ein Hinweis auf einen Endothelschaden im gesamten Organismus. Neben Diabetes mellitus ist die Hypertonie die häufigste Ursache für eine chronische Nierenerkrankung.

Hinweis auf Endothelschaden

Eine strenge Blutdruckeinstellung verbessert meist die Nierenfunktion, verhindert in jedem Fall aber das weitere Fortschreiten des Nierenschadens.

Das EKG

Das EKG (Elektrokardiogramm) hat seit Einführung der Echokardiografie (einer Ultraschalluntersuchung des Herzens) im Zusammenhang mit der Hypertonie etwas an Bedeutung verloren. Hohe Ausschläge beim EKG weisen auf eine Hypertrophie (Verdickung) der Muskulatur hin, negative Ausschläge der T-Welle auf eine Schädigung der Muskulatur. Bei einer guten Einstellung des Blutdrucks kann man im Laufe der Zeit einen Rückgang dieser Schädigungszeichen beobachten.

EKG hat etwas an Bedeutung verloren

Selbstverständlich muss man auch auf andere Veränderungen achten (so zum Beispiel auf Blockbilder, Rhythmusstörungen und vieles andere mehr), die aber nicht typisch für das Vorliegen einer Hypertonie sind.

Das Belastungs-EKG

Eine typische Indikation für ein Belastungs-EKG ist die nicht invasive (d. h. nicht gewebsverletzende) Erkennung bzw. der Ausschluss einer Koronaren Herzerkrankung. Diese Untersuchung ist aber auch zur Erkennung einer arteriellen Hypertonie sehr hilfreich.

Nicht selten ist der Blutdruck in Ruhe grenzwertig hoch, sodass Unsicherheit besteht, ob schon eine Behandlung begonnen werden muss. Unter Belastung steigt der Blutdruck normalerweise bis etwa 200 mmHg systolisch an; schon in Anfangsstadien der Erkrankung können aber Werte bis weit über 200 mmHg auftreten. Dann ist eine Behandlung notwendig. Besonders bei

wichtig bei grenzwertigem Blutdruck

übergewichtigen Jugendlichen kann ein Belastungs-EKG einen nur scheinbar normalen Blutdruck demaskieren.

In allen unklaren Situationen kann ein Belastungs-EKG weiterhelfen.

Die Bioelektrische Impedanzanalyse (BIA)

Anteil von Wasser, Fett und Muskeln

Will man nach Körpergröße und Gewicht, BMI und Bauchumfang die Körperzusammensetzung genauer bestimmen, so hat sich in der täglichen Arbeit die Impedanzmessung als praktikabel erwiesen. Sie ist einfach, zuverlässig und kostengünstig. Man kann damit den Anteil von Wasser, Fett und Muskeln im Körper ausreichend genau bestimmen.

Diese Bestimmung ist aus folgendem Grund wichtig: Wenn ein übergewichtiger Patient abnehmen will und sich dabei zu wenig körperlich bewegt, kann die Muskulatur schwinden, die Fettmasse aber bleibt.

Zur Messung der Bioelektrischen Impedanz wird am liegenden Patienten über zwei Elektroden an Hand- und Fußgelenk ein kleiner, nicht wahrnehmbarer Wechselstrom angelegt. Gemessen wird der Spannungsabfall. Die Untersuchungsdauer beträgt 3 bis 5 Minuten.

Mit dieser Methode lassen sich folgende Parameter bestimmen:

Ganzkörperwasser

- das Ganzkörperwasser, es gibt das im Gewebe enthaltene Elektrolytwasser wieder. Normale Werte liegen bei 50 bis 65 %; sportlich-muskulöse Menschen zeigen 70 bis 80 %, übergewichtige hingegen 45 bis 50 %.

Magermasse

- die sogenannte Magermasse: Sie setzt sich aus der Körperzellmasse (BCM), welche die Masse der Muskulatur und der inneren Organe wiedergibt, und der extrazellulären Masse (ECM) zusammen. Letztere besteht aus Bindegewebe und Knochen. Dabei beträgt die Körperzellmasse 50 % und mehr der Magermasse. Das Verhältnis von ECM zu BCM ist normalerweise immer kleiner 1.

Fettmasse

- Die Fettmasse beträgt bei Männern 10 bis 20 % der Gesamtkörpermasse, bei Frauen 20 bis 29 %. Bei Adipositas (Fettleibigkeit) liegt der Wert bei 25 bis 34 % bei Männern und bei 35 bis 44 % bei Frauen. Extreme Adipositas zeigt Werte von über 35 % bei Männern und über 45 % bei Frauen.

Diese Untersuchung ist bei Übergewicht, im Zuge einer Ernährungsberatung, zur Begleitung von Diätverläufen sowie bei Diabetes mellitus besonders sinnvoll.

Die Messung der Gefäßsteifigkeit

Arteriosklerose (auch Gefäßverkalkung genannt) ist ein schleichender Prozess, der sich langsam entwickelt und fortschreitet. Die vielfältigen Untersuchungsmöglichkeiten, die wir haben, erfassen leider erst relativ späte Stadien dieses Prozesses, sie können eigentlich erst dann einen Befund ergeben, wenn Organschäden bereits eingetreten sind.

Je früher wir gegensteuern können, desto besser ist es.

Einer der frühen Parameter, die wir messen können, ist die Gefäßsteifigkeit: Sie ist ein Maß für die endotheliale Dysfunktion. Durch sie erhöht sich schon sehr früh der periphere Widerstand des gesamten Gefäßsystems. Diese Untersuchung ist einfach, völlig schmerzfrei und dauert nur wenige Minuten. Der Patient liegt auf einer Untersuchungsliege; er sollte etwa 10 Minuten Ruhe haben, sollte unmittelbar davor weder gegessen noch geraucht haben, und er sollte einige Stunden lang keinen Alkohol zu sich genommen haben. Es wird eine übliche Blutdruckmanschette angelegt; der Patient spürt wie bei jeder Blutdruckmessung das Aufblasen der Manschette, mehr nicht.

früher Parameter zur Beurteilung der endothelialen Dysfunktion

Es werden zwei Parameter gemessen: die Pulswellengeschwindigkeit und der Augmentationsindex. Die Pulswellengeschwindigkeit zeigt an, mit welcher Geschwindigkeit sich der von der Herzkontraktion erzeugte Impuls in Form einer Druckwelle in den Gefäßen fortsetzt. Werte von bis zu 9,6 m/s gelten als normal. Je steifer ein Gefäß ist, desto schneller bewegt sich die Welle fort. Grund dafür ist die mangelnde Elastizität des Gefäßes.

Pulswellengeschwindigkeit

Der Augmentationsindex beschreibt den Einfluss der reflektierten Pulsdruckwelle auf den Blutdruckverlauf in der Aorta. Dieser wird bereits in einem sehr frühen Stadium der Arteriosklerose vom peripheren Widerstand beeinflusst. Eine Erhöhung von mehr als 10 % zeigt bereits eine Steifigkeit an.

Blutdruckverlauf in der Aorta

Diese einfache Untersuchung ist wichtig für Patienten mit Blutdruckwerten im Grenzbereich. Ist bereits eine Gefäßsteifigkeit messbar, sollte dennoch streng behandelt werden, um weitere Schäden zu verhindern. Aber auch bei klar erhöhtem Blutdruck sollte man die Gefäßsteifigkeit messen, zum einen, weil einige Medikamente die Steifigkeit erhöhen; zum anderen kann man durch eine einfache Verlaufsmessung die Besserung am Gefäßsystem kontrollieren. Eine Normalisierung tritt aber erfahrungsgemäß erst 6 bis 8 Monate ein, nachdem der Blutdruck in den optimalen Bereich gebracht wurde. Werte um 130 bis 140 mmHg systolisch bewirken keine Normalisierung. Dies ist einer der vielen Gründe, den Blutdruck streng einzustellen.

Die Herzfrequenz-Variabilität

kein fester Takt

Hierbei handelt es sich um eine wichtige funktionelle Größe. Bei jedem gesunden Menschen ist der Pulsschlag kein fester Takt, sondern er schwankt von Schlag zu Schlag. Alle Faktoren, die zu einem erhöhten Blutdruck beitragen können (siehe Seite 39ff.), führen zu einer krankhaften Verminderung der Variabilität des Pulses. Diese kann mittels Langzeit-EKG entdeckt werden, oft lange Zeit bevor der Blutdruck steigt. Die Aspekte einer Lebensstiländerung, wie sie im Rahmen der ganzheitlichen Behandlung noch besprochen werden (siehe Seite 89ff.), sind in der Lage, die gesunde Variabilität des Pulses wieder herzustellen.

Hinweis auf beginnende Versteifung

Gerade bei nur leicht erhöhtem Blutdruck ist diese Messung wichtig, weil sie einen Hinweis auf beginnende Versteifungen geben kann. Außerdem ist sie im Hinblick auf die Frage, ob und wie gehandelt werden muss, sehr hilfreich.

Die Messungen von Gefäßsteifigkeit und Herzfrequenz-Variabilität werden nicht von jedem Arzt durchgeführt. Deshalb sollte der Patient gezielt danach fragen.

Die Ultraschalluntersuchung der Halsgefäße

Zustand der Gefäße

Der Zustand der Gefäße lässt sich an der Halsschlagader zuverlässig und leicht bestimmen. Diese Gefäße verlaufen relativ oberflächlich und sind gut zu sehen. Die Untersuchung ist schmerzfrei, setzt den Patienten keiner Strahlenbelastung aus und lässt sich sehr gut zur Verlaufsbeobachtung einsetzen. Ein gutes Sonografiegerät sowie Erfahrung des Untersuchers sind dabei unerlässlich.

Mit dieser Untersuchung lassen sich zwei wichtige Dinge sehen: die Wanddicke der Gefäße bzw. die Intima-Media-Dicke (Intima und Media sind Schichten der Gefäßwand) sowie eventuell vorhandene Plaques oder Verengungen.

Wanddicke der Halsgefäße

Durch Ablagerungen und Sklerose-Prozesse kann die Dicke der Gefäßwand zunehmen. Sie ist ein weiteres Maß für die Gefäßsteifigkeit und gibt ein zuverlässiges Bild für den Zustand des gesamten Gefäßsystems im Körper. Normal ist ein Wert bis zu 1 mm; je nach Alter kann dieser Wert leicht nach oben abweichen. Eine Verdickung signalisiert die Notwendigkeit, eine strenge Behandlung einzuleiten.

Nicht jedes Medikament ruft eine Verbesserung dieser Verdickung hervor. Eine Abnahme ist erst einige Monate nach Erreichen der Blutdruck-Zielwerte zu erwarten und durch Kontrollen zu verifizieren.

Plaques und Verengungen

Plaques (krankhafte Einlagerungen in die Gefäßwand) oder Stenosen (Verengungen) sind bei dieser Untersuchung gut zu erkennen. Eine kritische Verengung kann zu einem Schlaganfall führen. Durch eine strenge Senkung der Cholesterinwerte lassen sich Ablagerungen etwas vermindern. Schon eine minimale Reduzierung bewirkt eine überproportionale Verbesserung des Blutflusses. Bei kritisch verengten Gefäßen kann heute auch ohne Operation eine Dehnung mittels Katheter vorgenommen werden, und eventuell muss ein Stent (eine »Stütze«) eingebracht werden.

Der ABI-Index

Durchblutungsstörung

Beim geringsten Verdacht auf eine Durchblutungsstörung der Beine sollte eine Druckmessung am Knöchel und am Arm stattfinden, um den sogenannten ABI-Index (Knöchel-Arm-Index bzw. ankle-brachial-index) zu bestimmen. Ein Wert kleiner als 1 zeigt eine Durchblutungsstörung, eine Arterielle Verschlusskrankheit an. Je niedriger der ABI, desto höher ist das Risiko, an einer Herz-Kreislauf-Erkrankung zu sterben.

Die Echokardiografie

Messung der Wanddicke des Herzens

Eine Ultraschalluntersuchung des Herzens ist unerlässlich. Selbstverständlich werden die vier Herzhöhlen gemessen und die Funktion der Herzklappen beurteilt, ebenso wie die Funktion der linken Kammer. Im Zusammenhang mit einer arteriellen Hypertonie ist außerdem die Messung der Wanddicke wichtig.

Wenn das Herz längere Zeit gegen einen erhöhten Blutdruck bzw. Widerstand der Gefäße arbeiten muss, verdickt sich die Muskulatur der linken Kammer (als normal gilt eine Wanddicke von bis zu 10 mm). Da die Gefäßversorgung des Herzmuskels nicht mitwächst, zieht eine Verdickung der Herzwand eine Schwächung der Herzfunktion nach sich. Eine wesentliche Ursache der Herzschwäche im Alter ist der nicht oder nicht ausreichend behandelte Bluthochdruck.

Finden wir bei grenzwertigen Blutdruckwerten bereits eine Wandverdickung, ergibt sich daraus die Indikation zur Behandlung. Bei gut eingestellten Blutdruckwerten reduziert sich die Wanddicke wieder, aber erst nach 6 bis 8 Monaten – allerdings sind hierzu Werte von 130 mmHg und darunter notwendig.

Diastolische Funktionsstörung

Ein weiterer wichtiger Aspekt, der überprüft wird, ist die sogenannte Diastolische Funktion oder Loslassstörung. Die linke Herzkammer entspannt sich normalerweise in der Diastole und ermöglicht so den Einstrom des Blutes, ohne Druck aufzubauen. Bei Bluthochdruck baut das Herz jedoch Druck auf in der Diastole, das Einströmen des Blutes ist erschwert. Diese Störung kann im Laufe der Jahre ebenso zu einer Herzschwäche führen. Diese Diastolische Funktionsstörung bildet sich bei streng eingestellten Blutdruckwerten, also bei Werten unter 130 mmHg systolisch, ebenso in 6 bis 8 Monaten zurück.

Sonografie des Abdomens, besonders der Nieren

Bauchorgane

Hierbei werden die Organe des Bauches untersucht, Leber, Galle, Bauchspeicheldrüse, Milz. Ein besonderes Augenmerk gilt der Aorta, der Hauptschlagader: Hier achtet man auf den Durchmesser, um ein eventuelles Aneurysma, eine Erweiterung, zu entdecken. Wichtig sind die Konturen bzw. die Wände: Man kann Auflagerungen, Plaques oder Verengungen erkennen; diese geben zusammen mit der Untersuchung der Carotiden (der Halsschlagadern, Arteriae carotis) ein gutes Bild vom Zustand der Gefäße im Körper.

Größenunterschied der Nieren

Ganz wichtig ist die Untersuchung der Nieren. Man beurteilt ihre Form, die Konturen, das Verhältnis zwischen dem Gewebe und dem Pyelon (dem Hohlraum der Niere, auch Nierenbecken genannt), die Größe sowie den Widerstand der Nierengefäße. Die linke Niere ist in der Regel etwas größer als die rechte. Wenn der Größenunterschied mehr als 1 bis 1,5 cm beträgt, kann dies ein Hinweis auf eine Verengung der Nierenarterien sein. Das Aufspüren einer solchen Nierenarterienstenose ist im Ultraschall sehr schwierig, sodass eine einfache Größenmessung eine hilfreiche Orientierung gibt. Die Messung des renalen Widerstandsindex auf beiden Seiten ist ebenso leicht durchzuführen. Der Index sollte seitengleich sein und bei 0,4 bis maximal 1,0 liegen.

Die 24-Stunden-Langzeit-Blutdruckmessung

In den meisten Fällen reichen Messungen in der Praxis und Selbstmessungen zu Hause. In unklaren Situationen, beispielsweise bei sehr stark schwankenden Werten, ist eine Messung über 24 Stunden erforderlich. Der Patient bekommt eine Blutdruckmanschette angelegt, die mittels eines kleinen batteriebetriebenen Gerätes tagsüber alle 15 Minuten und nachts alle 30 Minuten den Blutdruck misst. Man bekommt so ein sehr gutes Profil über einen ganzen Tag, kann Mittelwerte bestimmen, und man sieht auch sofort, ob eine Nachtabsenkung stattfindet und ob die Werte in den ersten Morgenstunden zu stark ansteigen.

gutes Profil des Blutdruckverlaufs

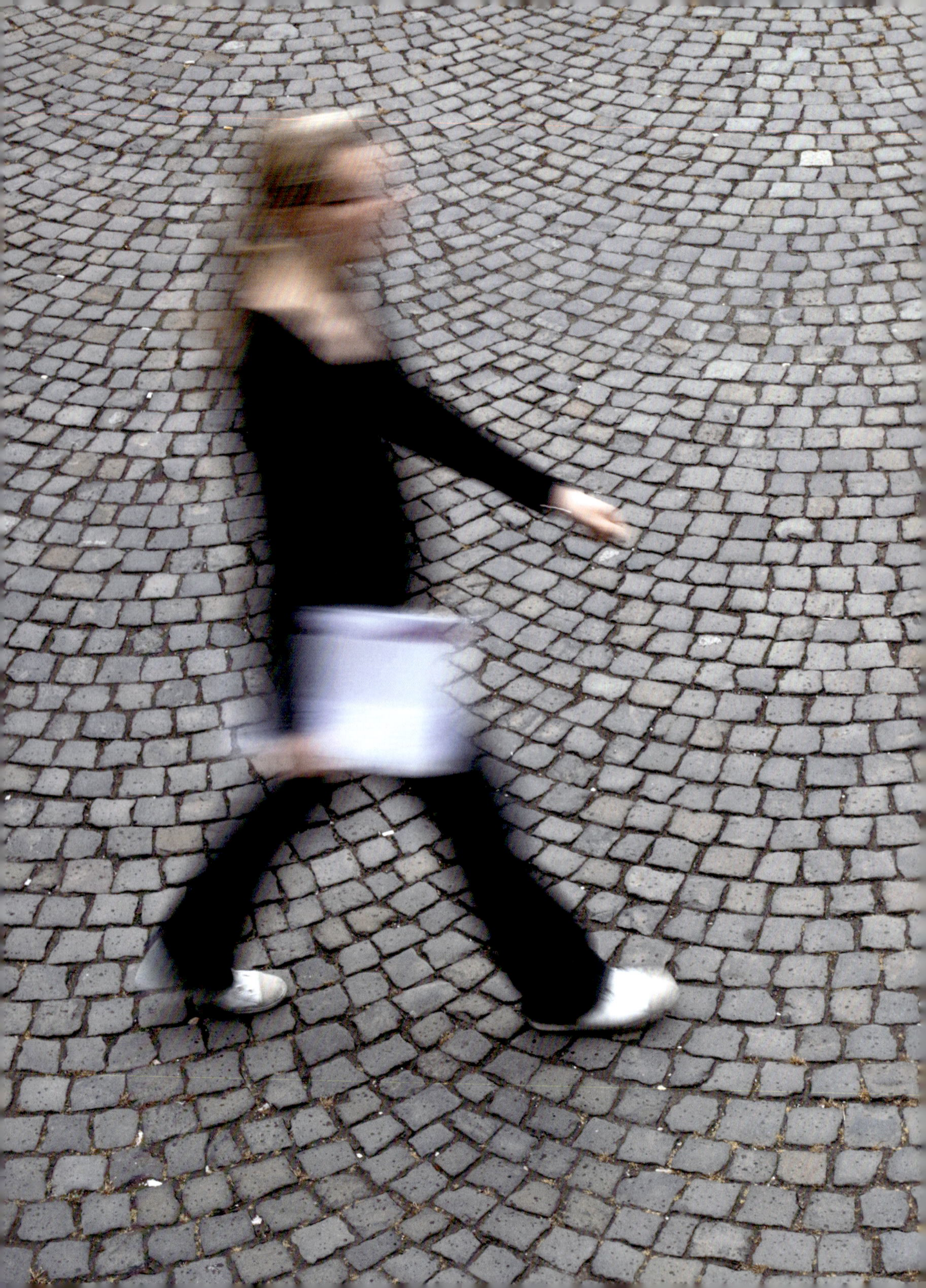

Die Selbstmessung des Blutdrucks

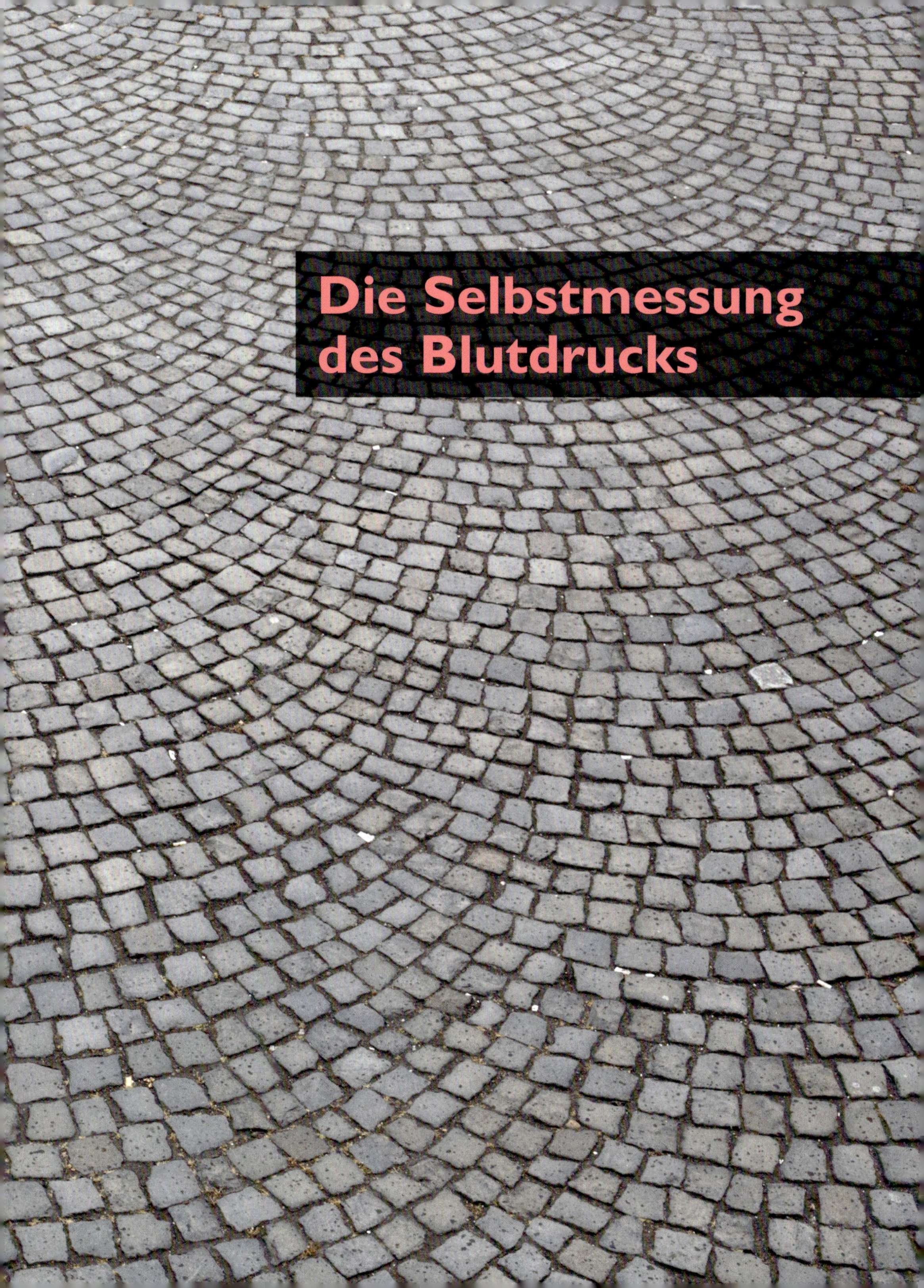

auf den Lebensstil abgestimmt

Eine gute Blutdruckeinstellung ist nur möglich, wenn der Patient zu Hause den Blutdruck selber misst. Wir müssen die Ruhewerte kennen, die in einer entspannten Situation gemessen wurden. Dies ist nur in der häuslichen Umgebung möglich. Schließlich muss die Blutdruckeinstellung auf den Lebensstil des Patienten abgestimmt sein.

Die Blutdruckmessung beim Arzt ist zwar ebenfalls wichtig. Aber sie fällt in der Regel etwas höher aus als zu Hause. Man spricht in diesem Zusammenhang von der »Weißkittelhypertonie«. Je nach Patient können die Werte zwischen 5 und 15 mmHg höher liegen als in der gewohnten Umgebung. Diese Weißkittelhypertonie wird aber oft überbewertet.

Blutdruckeinstellung im Krankenhaus

Eine Blutdruckeinstellung im Krankenhaus ist auch aus einem anderen Grund nicht weiterführend. Der Patient hat dabei einen völlig anderen Tagesrhythmus, ist nur wenige Tage dort, geht nicht zur Arbeit, liegt deutlich mehr im Bett als zu Hause – der Blutdruck ist daher meist erheblich niedriger als zu Hause. Wird der Patient entlassen, steigt in aller Regel der Blutdruck in wenigen Tagen erheblich an. Wenn dann der Hausarzt lediglich die Medikamente weiterverabreicht, die im Krankenhaus gegeben wurden, ohne sie wöchentlich anzupassen, bleibt der Blutdruck in einem zu hohen Bereich.

Vorgehen

Die Messung zu Hause erfolgt im Sitzen bei entspannter, aufrechter Körperhaltung und in ruhiger Umgebung. Sie sollte erst vorgenommen werden, wenn der Patient bereits seit etwa 5 bis 10 Minuten ruhig sitzt. Gespräche sollten unterbleiben, ebenso laute Musik oder Fernsehen, um situative Blutdruckanstiege zu vermeiden.

Der Oberarm, an dem gemessen wird, muss frei von beengender Kleidung sein. Der Arm muss entspannt auf einer festen Unterlage liegen, Unter- und Oberarm bilden einen Winkel von etwa 90 Grad, die Hand ist geöffnet und zeigt mit der Handfläche nach oben. Die Manschette wird mit dem markierten Messteil an der Innenseite des Oberarmes etwa 2 bis 2,5 cm oberhalb der Ellenbeuge angelegt. Sie darf nicht zu stramm anliegen, es sollte gerade noch ein Finger unter die Manschette passen.

Die Messung sollte an dem Arm erfolgen, an dem der Druck am höchsten ist. Eine kleine Differenz ist normal, eine Differenz über 10 mmHg muss dagegen aufhorchen lassen (siehe Seite 66).

Je nach Armumfang muss die Manschette eine andere Größe haben.
Es gelten folgende Maße:

Oberarmumfang	*Manschettenbreite*
22 bis 33 cm	14 cm
33 bis 41 cm	16 cm
größer als 41 cm	8 cm

passende Manschette

Jeder Hersteller bietet zu seinem Gerät austauschbare Manschetten an. Man sollte beim Kauf eines Gerätes darauf achten, die passende Manschette zu erwerben.

Dokumentation

Die Messung erfolgt automatisch, die gemessenen Werte werden angezeigt und sollten aufgeschrieben werden. Entsprechende Blutdruckpässe sind bei der Hochdruckliga oder beim Hypertensiologen erhältlich, sie erleichtern die notwendige Dokumentation.

Messung am Handgelenk

Bei der Blutdruckmessung am Handgelenk muss der Messpunkt, also das Handgelenk, in Herzhöhe liegen; der Arm sollte passiv mit der anderen Hand gehalten werden.

Unkorrekte Messungen können zu erheblichen Blutdruckabweichungen führen. Befindet sich der Messpunkt 10 cm höher als das Herz, wird fälschlicherweise ein um etwa 10 mmHg systolisch und etwa 8 mmHg diastolisch zu niederer Druck gemessen. Hält man den Messpunkt hingegen 10 cm tiefer als das Herz, so steigt der gemessene Wert entsprechend. Liegt der Arm entspannt auf dem Oberschenkel, so kann der Blutdruck ganze 20 mmHg zu hoch sein.

Mit älteren Geräten waren die Messungen am Handgelenk relativ ungenau; neuere Geräte sind zuverlässig. Der Vorteil der Handgelenkgeräte besteht darin, dass sie klein, handlich und auch für Reisen gut geeignet sind. Die Oberarmgeräte sind zwar etwas größer, dafür kann man bei der Messung kaum etwas falsch machen.

Prüfsiegel der DHL

Beim Kauf des Gerätes muss unbedingt darauf geachtet werden, dass das Prüfsiegel der Deutschen Hochdruckliga angebracht ist. Nur so hat man die Sicherheit, dass eine ausreichende Messgenauigkeit gegeben ist. Zur Zeit erfüllen etwas mehr als 40 Geräte die Prüfkriterien, sind also bedenkenlos verwendbar. Prinzipiell sollten Blutdruckmessgeräte unbedingt in einem Fachgeschäft (Sanitätshaus oder Apotheke) erworben werden. Vor Sonderangeboten bei Discountern jedweder Art muss ausdrücklich gewarnt werden.

korrekte Messtechnik

Lassen Sie sich beim Kauf gut einweisen oder gehen Sie mit dem neuen Gerät zum Arzt bzw. Hypertensiologen, der Ihnen die korrekte Messtechnik zeigt.

Fehlerquellen

Achten Sie bitte bei der Selbstmessung darauf, Fehlerquellen zu vermeiden:

Fehler	*Folgen*
Manschette zu schmal	Werte zu hoch
Manschette zu breit	Werte zu niedrig
Manschette eingerissen	Werte zu hoch
Manschette zu locker	Werte zu hoch
Manschette über Kleidung	Werte zu hoch
Patient ist angespannt, sitzt schief	Werte zu hoch
Oberarm durch Kleidung eingeschnürt	falsche Werte
Arm nicht auf Herzhöhe	Werte zu hoch/zu niedrig
falsche Ablassgeschwindigkeit	Werte zu hoch/zu niedrig
Manschette nach Ablassen zu schnell wieder aufgepumpt	falsche Werte wegen venöser Stauung
unruhige Umgebung, Ärger, Anspannung	falsche Werte

wie oft soll gemessen werden?

In der Einstellungsphase sollten Sie dreimal am Tag messen (morgens, mittags und abends) sowie bei Unwohlsein oder Beschwerden.

Normale bis optimale Werte bei der Blutdruckselbstmessung liegen um die 120 mmHg systolisch, also zwischen 110 und 130 mmHg im Mittel – in Ruhe gemessen.

Wenn der Blutdruck auf den Zielwert eingestellt ist, können Sie die Messfrequenz auf drei- bis viermal pro Woche reduzieren. Regelmäßige Messungen dienen dazu, eventuelle Blutdruckveränderungen rechtzeitig zu erkennen und zu behandeln.

Leider kommt es nur selten vor, dass der Blutdruck nach mehreren Wochen weiter sinkt, sodass man die Medikamente vielleicht reduzieren kann. Im Zuge von Lebenskrisen, nach Operationen, Unfällen oder anderen Ereignissen kann der Blutdruck hingegen wieder steigen – dies kann nur festgestellt werden, wenn man regelmäßig misst.

Die Selbstmessung ist der Langzeitmessung gleichwertig, wenn sie wie oben dargestellt korrekt durchgeführt wird.

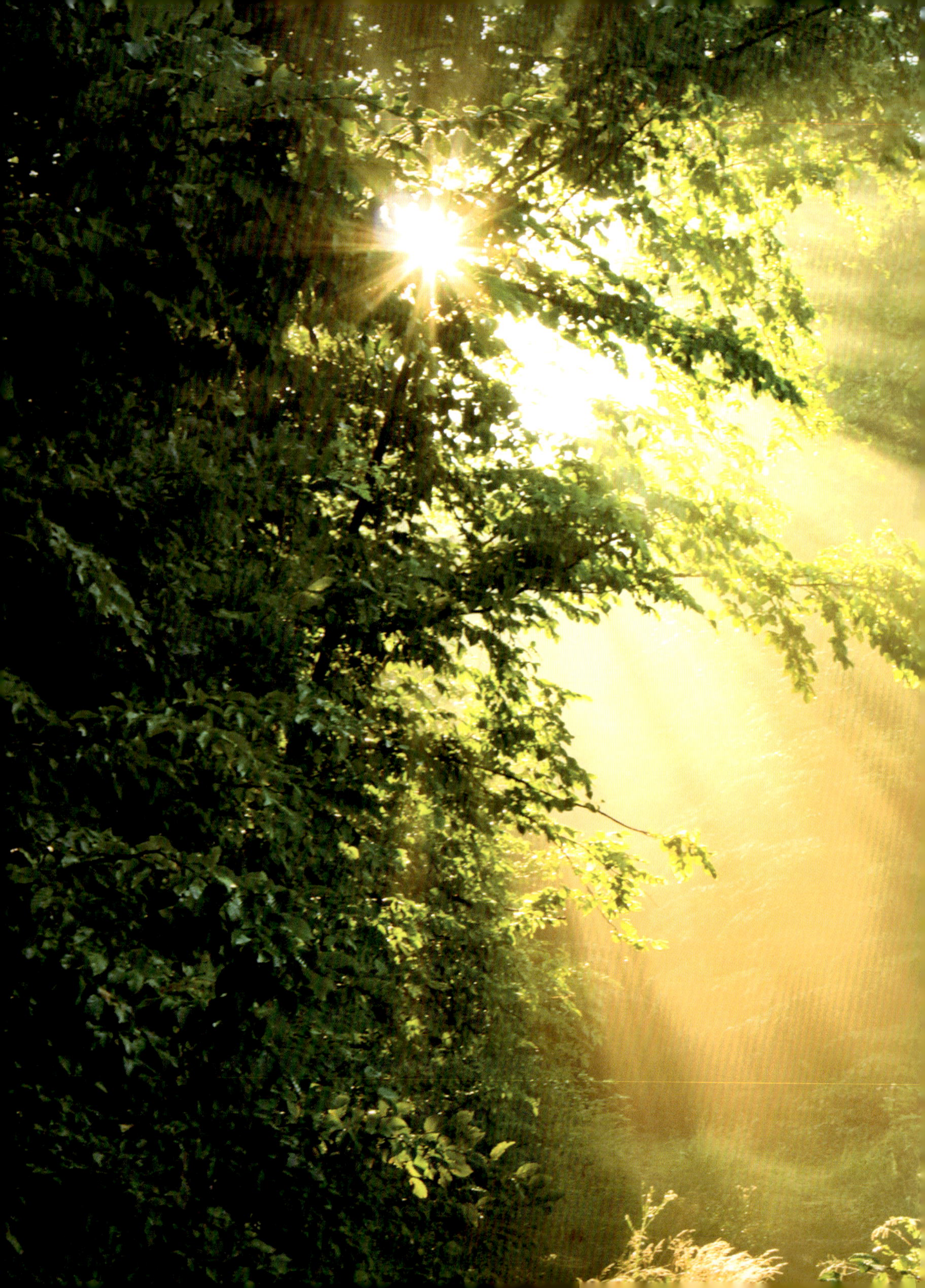

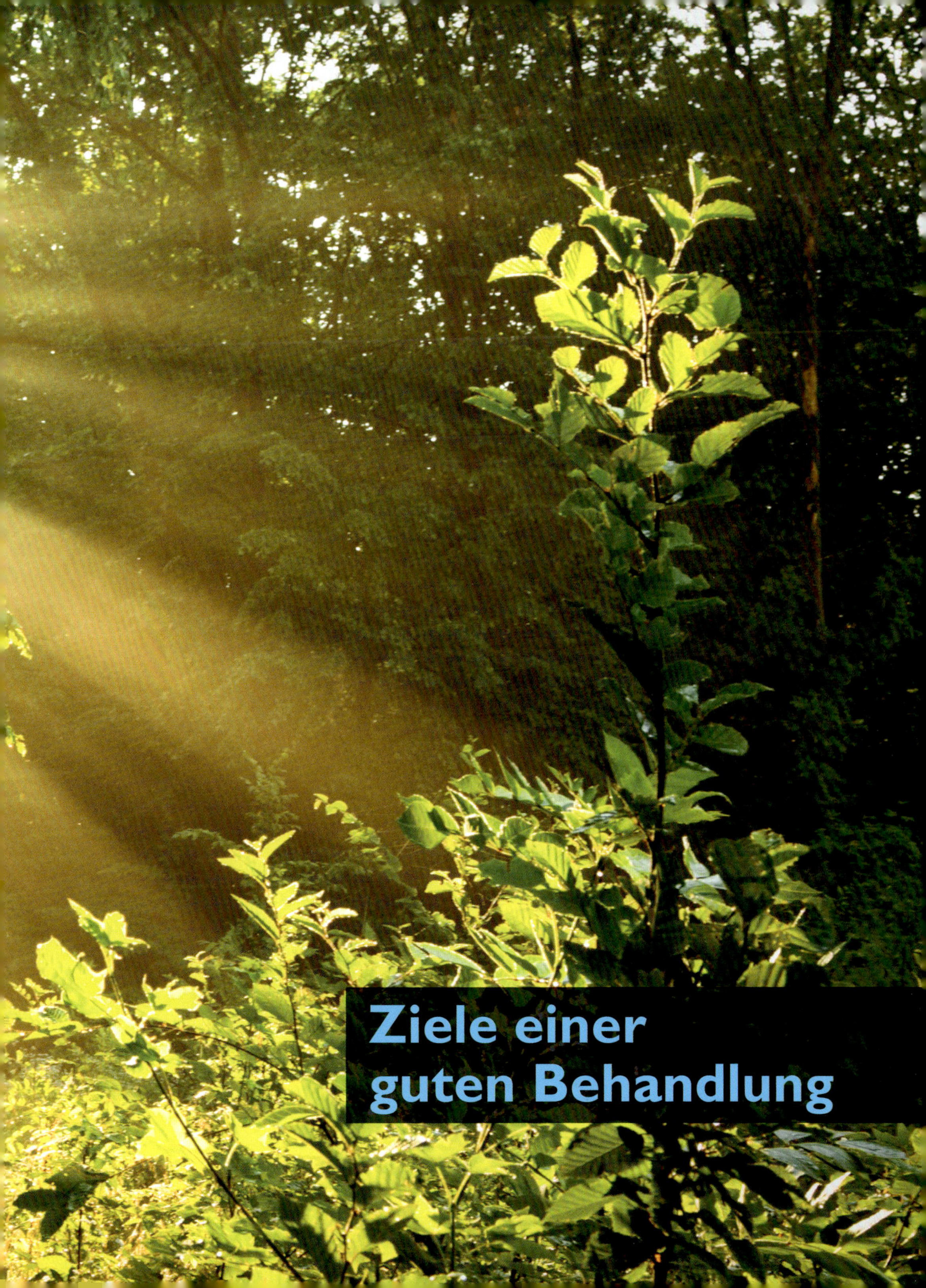

Ziele einer guten Behandlung

Ziele einer guten Behandlung sind die Vermeidung von Folgeschäden an den Organen sowie die Rückbildung der bereits eingetretenen Schädigungen. Das Anstreben eines guten Blutdruckwertes (unter 130 mmHg systolisch) ist die Voraussetzung dafür.

Bluthochdruck meist unheilbar

Wenn wir von der Behandlung eines hohen Blutdrucks sprechen, müssen wir uns vergegenwärtigen, dass sich ein hoher Blutdruck in den allermeisten Fällen nicht heilen lässt. Wir können medikamentös den Blutdruck in den optimalen Bereich senken und ihn dort halten – werden die Medikamente aber weggelassen, so steigt der Blutdruck in den allermeisten Fällen wieder an. Das Ziel einer Behandlung ist deshalb die Vermeidung oder der Rückgang von Schäden, die durch den hohen Blutdruck entstehen.

Eine erste relativ grobe Annäherung besagt, dass der Blutdruck gesenkt werden muss, unabhängig davon, welches Mittel verwendet wird – da die Höhe des Blutdrucks das schädigende Moment ist, scheint diese Vorgehensweise berechtigt zu sein.

Bei genauerer Betrachtung ergeben sich jedoch differenziertere Aspekte.

regelmäßige Einnahme der Medikamente

- Zum einen müssen die Medikamente regelmäßig eingenommen werden; mit einer unregelmäßigen Medikamenteneinnahme oder der Einnahme nur bei Bedarf, also nur wenn der Blutdruck hoch ist, lässt sich kein Blutdruck einstellen.

möglichst wenige Nebenwirkungen

- Da es sich um eine längerfristige Medikamenteneinnahme handelt, ist es absolut notwendig, Medikamente einzunehmen, die sowohl kurzfristig als auch langfristig keine Nebenwirkungen verursachen oder so wenige und so geringfügige Nebenwirkungen wie möglich auslösen. Die Wahl des Medikaments ist dabei von größter Bedeutung. Es sollte
    - gut verträglich sein,
    - so wenige Nebenwirkungen wie möglich erzeugen,
    - 24 Stunden wirken, damit eine Gabe morgens ausreicht,
    - die Organe schützen und
    - selber keine weiteren Erkrankungen oder Schädigungen hervorrufen.
- Drittens unterscheiden sich die einzelnen Medikamente in ihren positiven Effekten recht deutlich, wie wir noch sehen werden (siehe Seite 137ff.).

Die sorgfältige Auswahl der Medikamente ist umso wichtiger, als etwa 75 % der Patienten drei Medikamente benötigen, um optimale Werte zu erreichen.

> ***Als Ziel muss ein Wert gelten,*** der in Ruhe um die 120 mmHg systolisch liegt. Eine noch strengere Regel besagt, dass der Blutdruck so tief wie möglich sein sollte. Zu tief ist der Blutdruck eigentlich nie, selbst Werte von 100 oder 95 mmHg sind mehr als gut: Die Grenze nach unten ist erreicht, wenn der Patient leichten Schwindel verspürt. Dann sollte die Medikamentengabe etwas reduziert werden, um den Blutdruck wieder leicht steigen zu lassen.

Blutdruckzielwert

Neuere Empfehlungen sind nicht mehr so streng: Ein Blutdruckzielwert von 140 mmHg systolisch und darunter würde völlig ausreichen. Die größte Gefahr (Schlaganfall, Herzinfarkt und weitere Schäden durch den Blutdruck) werde mit einer solchen Einstellung gebannt.

Rückbildung von Schäden

Bereits aufgetretene Endorganschäden (beispielsweise eine Verdickung des Muskels der linken Herzkammer (Linkshypertrophie) als Ursache einer späteren Herzinsuffizienz) bilden sich aber bei solchen Werten nicht zurück. Dies geschieht erst bei Werten von 130 mmHg systolisch und darunter. Kommen mehrere Risikofaktoren zusammen – und dies trifft leider bei den meisten Patienten zu –, sollte eine strengere Einstellung (zwischen 120 und 130 mmHg systolisch) erfolgen.

Aufweichung der Zielwerte

Die Aufweichung der Zielwerte ist methodisch fragwürdig, da sie nicht alle für den Patienten wichtigen Faktoren berücksichtigt: Herzinsuffizienz, spätere Demenz, Rückgang der Organschäden, Wohlbefinden. Sie ist aber auch gefährlich, da ein Großteil der Patienten und der Ärzte die Blutdrucksenkung nicht mit dem nötigen Ernst betreibt, und auf diese Weise ist zu befürchten, dass noch mehr Patienten unzureichend behandelt werden. Die meisten Patienten sind sogenannte Hochrisikopatienten (sie weisen also mehr als drei Risikofaktoren auf) – und müssen daher sowieso streng eingestellt werden.

empfohlene Zielwerte

Beim Europäischen Hypertonie-Kongress 2012 wurde die Höhe der Zielwerte erneut infrage gestellt bzw. neu diskutiert. Eine kritische Analyse der heute gültigen Empfehlungen ergibt folgende Zielwerte: Generell sollte der Blutdruck unter 140 mmHg systolisch liegen, besser aber unter 130 mmHg, bei Koronarer Herzerkrankung nicht unter 120 mmHg systolisch. Eine gute Einstellung muss also einen Wert von 130 mmHg systolisch und darunter anstreben und erreichen.

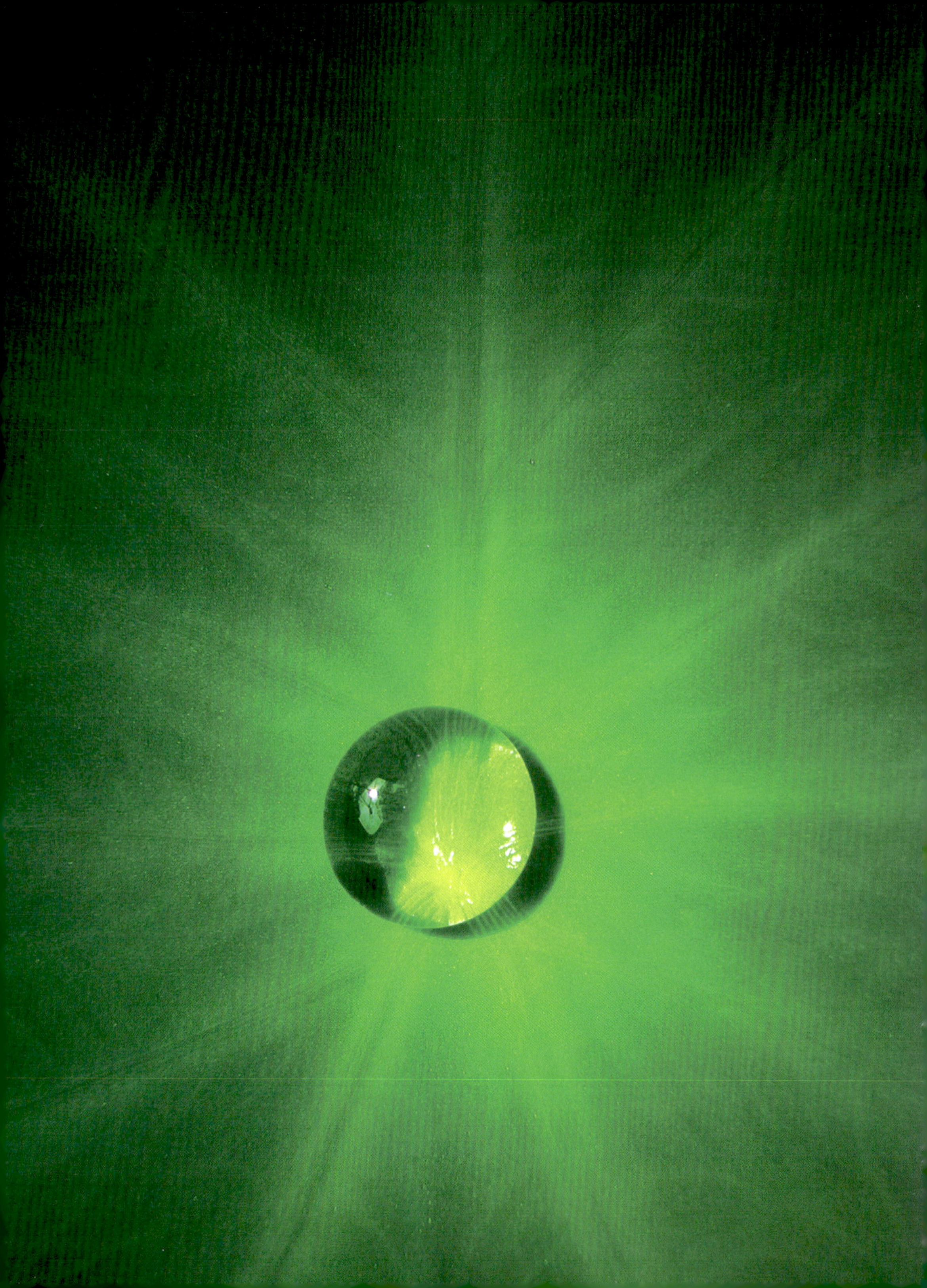

Viele Patienten fragen, ob der systolische oder der diastolische Wert der wichtigere sei. Der diastolische Wert spiegelt mehr den Grund-, den Anspannungstonus wieder, er bewegt sich träger, langsamer – ist speziell unter Belastung nicht exakt messbar. Er sollte dennoch unter 80 mmHg liegen. Der systolische Wert schwankt viel stärker, bei körperlicher Belastung, bei seelischen Regungen, ob Freude, Ärger, Stress, Zeitdruck usw. Der systolische Wert lässt sich medikamentös besser senken; wenn der systolische Wert bei 120 bis 130 mmHg liegt, ist in den allermeisten Fällen der diastolische Wert unter 80 mmHg. Prinzipiell sind beide Werte wichtig, der systolische Wert ist prognostisch von höherer Bedeutung: Orientiert man sich am systolischen Wert, so geht der diastolische meist gut mit.

systolischer und diastolischer Wert

»So tief wie möglich« soll der Blutdruck sein – so könnte man das Motto nennen. Wenn leichte Schwindelerscheinungen (nach der »Chaos-Phase«, siehe Seite 149) auftreten, so kann der Blutdruck »zu gut« eingestellt sein: Die Medikamente können dann etwas reduziert werden. Selbst wenn einzelne Werte bei 95 oder 100 mmHg systolisch liegen sollten, ist dies nicht zu tief. Bei optimal eingestelltem Blutdruck darf gelegentlich ein leichter, kurzer Schwindel beim plötzlichen Aufstehen, beim schnellen Aufrichten nach langem Knien oder Gebückt-Sein auftreten – wie bei vielen Gesunden auch.

leichter, kurzer Schwindel darf sein

Da die Medikamente dauerhaft eingenommen werden müssen, muss darauf geachtet werden, dass diese keine schädigenden Nebenwirkungen auf den Organismus haben. Typische Beispiele sind Betablocker und Diuretika, die sowohl Diabetes als auch eine Erhöhung des Cholesterinspiegels erzeugen können. Da sie aber billig sind, werden sie leider sehr oft als Mittel der ersten Wahl gegeben.

Jede Blutdruckbehandlung muss von einer Lebensstiländerung begleitet werden.

Einige Patienten reduzieren ihre Medikamente oder setzen sie einfach ab, wenn der Blutdruck gut gesenkt ist, in der Meinung, es sei nun alles in Ordnung: So gut wie immer steigt der Blutdruck innerhalb weniger Tage in gefährliche Höhen. Vor solchen »Versuchen« sei ausdrücklich gewarnt.

Medikamente nicht absetzen

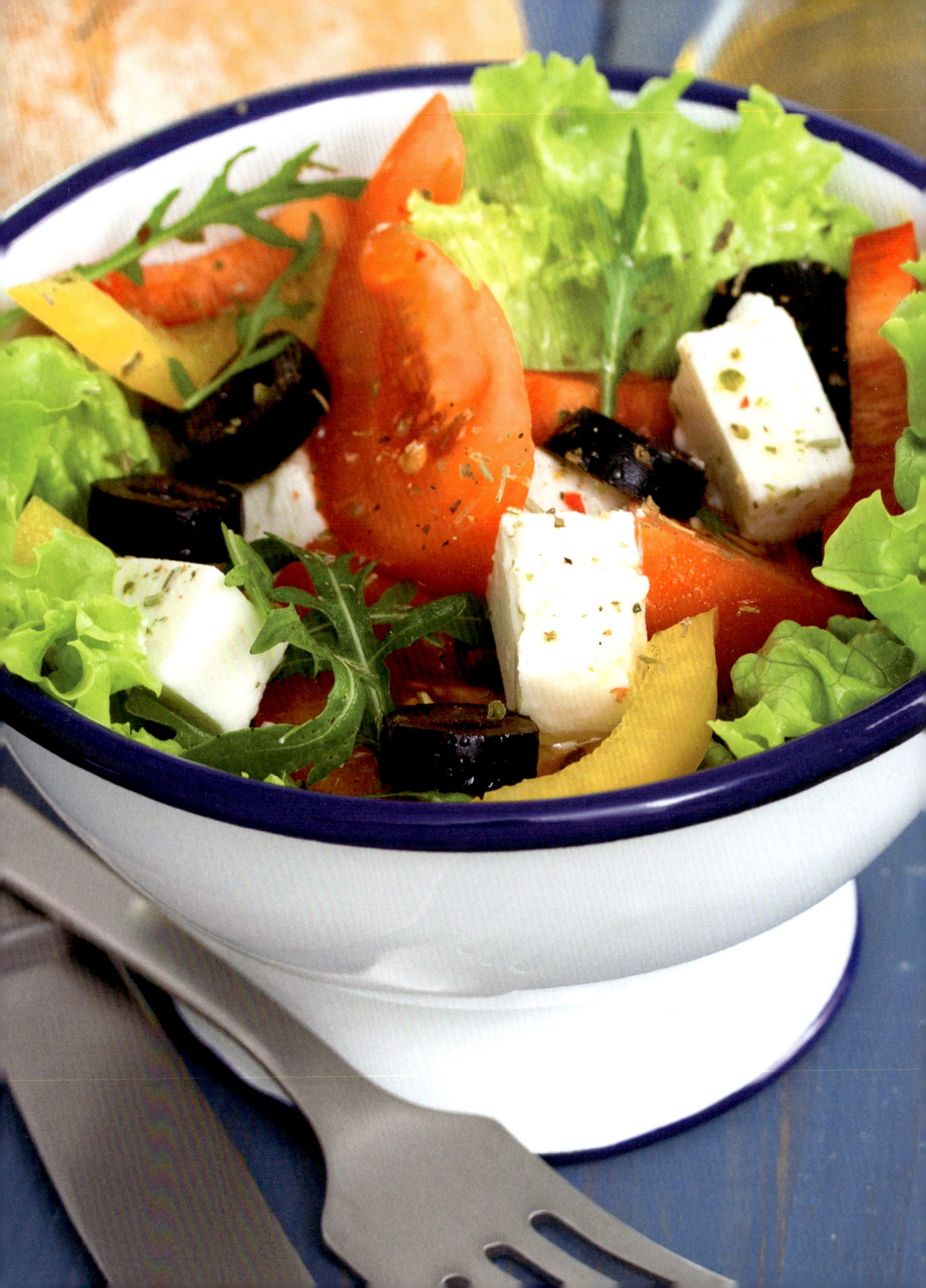

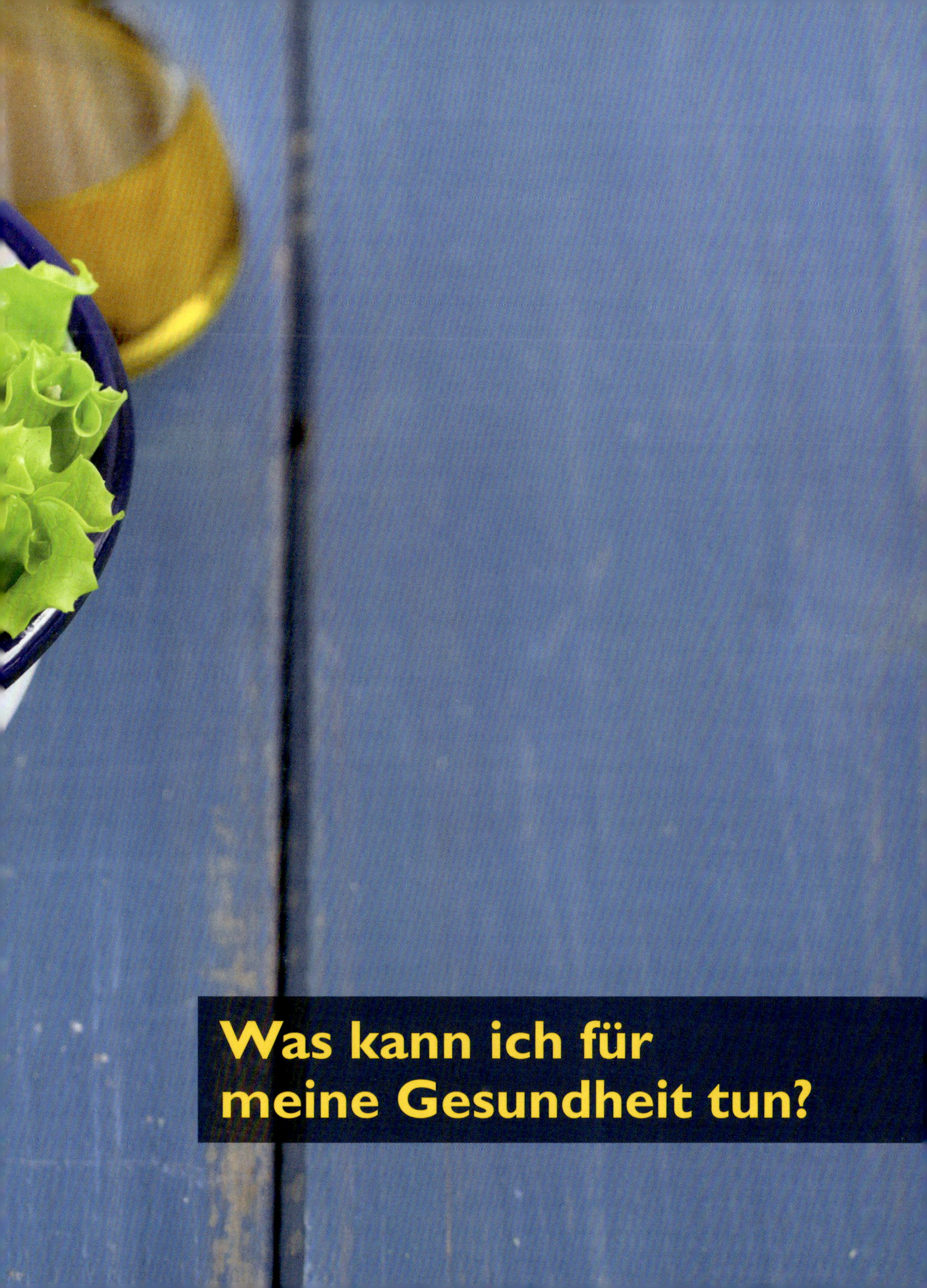

Was kann ich für meine Gesundheit tun?

Ernährung

Wir essen zu viel, zu fett und das Falsche – so pauschal dieser Satz ist: Falsch ist er leider nicht!

86 % der Deutschen meinen, sie würden sich gesund ernähren – sie liegen leider gründlich falsch. Weit weniger als die Hälfte ernährt sich gesund.

fett- und zuckerreiche Ernährung

Eine fett- und zuckerreiche Ernährung bewirkt, dass die Zellverbindungen im Gehirn reduziert werden, ebenso wie neurotrophe Faktoren (die Nervenzelldifferenzierungen anregen und Nervenzellen vor dem vorzeitigen Absterben schützen). Das Hirnvolumen reduziert sich: Je höher das Körpergewicht, desto größer ist der Verlust an Gehirnmasse. Das Demenzrisiko steigt bei übergewichtigen Menschen um das 3,6- bis 4-Fache.

Ein hoher Konsum von süßen Speisen führt zu einer Verschlechterung der kognitiven Gesamtfunktion. Zu viel Fett sowie zu viele Kalorien in der Nahrung verursachen Ablagerungen von Cholesterin und Kalk in den Blutgefäßen. Der »Verkalkungsprozess« schreitet schneller fort, der Blutdruck steigt.

Es liegt an jedem von uns, sich so zu verhalten, dass die Ernährung eine Lebensgrundlage bleibt oder wird – und nicht ein schädigender Faktor.

mediterrane Kost

Der Begriff »mediterrane Kost« ist heute in aller Munde und gilt als *die* gesunde Ernährung schlechthin. Auch wenn dieser Begriff keineswegs einheitlich belegt ist, so wird damit eine bestimmte Art der Ernährung typisiert.

Eine Ernährungsumstellung sollte Folgendes beinhalten:

viel Salat, Gemüse, Obst

- Ideal ist eine kalorienreduzierte Ernährung, die viel Salat, Gemüse und Obst enthält. Dass diese möglichst frisch sein sollten, versteht sich von selbst, da Konserven in der Regel sehr viel Kochsalz enthalten.

Ballaststoffe

- Die Ernährung sollte ballaststoffreich sein. Ballaststoffe sind Pflanzenfasern, Rohfasern, organische Bestandteile pflanzlicher Lebensmittel, die nicht verdaut werden können. Die wichtigsten sind Cellulose, Hemicellulose, Pectin und Lignin. Unter anderem binden sie Wasser, quellen auf, verkürzen so die Passagezeit der Nahrung im Darm und senken den Druck im Dickdarm. Außerdem fördern sie die Vermehrung von Bakterien mit hoher Stickstoffausscheidung im Kolon und senken den Cholesterinspiegel über eine Erhöhung der Gallensäureausscheidung mit dem Stuhl. Sie wirken präventiv gegen Verstopfung, Divertikulose (Ausstülpungen der Dickdarmwand), Dickdarmkrebs, Hämorrhoiden, Gallensteine, Übergewicht,

hohe Cholesterinwerte, Diabetes mellitus und Bluthochdruck. Außerdem reduzieren sie das Risiko, einen Schlaganfall zu erleiden.
Als Richtwert für die Ballaststoffaufnahme gilt eine Menge von 30 g pro Tag, wobei mindesten die Hälfte aus Vollkornprodukten, der Rest aus frischem Obst, Gemüse und Salaten stammen sollte.

- Eine ausgewogene Ernährung besteht aus 10 bis 20% Eiweiß, 25 bis 30% Fett und 50 bis 60% Kohlenhydraten. Je nach Alter und Tätigkeit sollte die aufgenommene Kalorienmenge etwa 2.000 bis 2.500 kcal pro Tag betragen. *Ausgewogenheit*
- Wenn eine Gewichtsreduktion notwendig ist, muss die Ernährung kalorienarm sein. Besondere Diäten sollten vermieden werden. Es reicht die alte Regel, etwas weniger zu essen. *keine Diäten*

Betrachten wir die Regeln, die die Deutsche Gesellschaft für Ernährung (hier leicht modifiziert wiedergegeben) herausgibt, so klingt alles relativ einfach:

- Vielseitig, aber nicht zu viel essen,
- möglichst viele verschiedene Lebensmittel, aber kleine Portionen,
- wenig Fett und fettreiche Lebensmittel,
- würzig, aber nicht salzig,
- wenig Süßes,
- mehr Vollkornprodukte,
- reichlich Gemüse, Obst und Salate,
- wenig tierisches Eiweiß,
- bevorzugt mageres Fleisch (bevorzugt Geflügel),
- kaum Wurst und Schinken, maximal 1- bis 2-mal pro Woche,
- sehr wenig tierisches Fett, besser mehrfach ungesättigte Fettsäuren, z. B. Olivenöl,
- viel Fisch, da er Omega-3-Fettsäuren enthält,
- schmackhaft und schonend zubereiten,
- sich Zeit lassen beim Essen,
- wenig Konserven; Zusatzstoffe oder Konservierungsmittel meiden,
- Trinken mit Verstand: auf Kalorien und Kochsalz in Getränken achten.

Es ist also normalerweise nicht notwendig, heldenhafte und radikale Umstellungen zu erzwingen. Wohl aber müssen eigene Gewohnheiten geändert werden. Eine schmackhafte Ernährung, welche die genannten Kriterien erfüllt, ist gut möglich, und man kann nebenbei noch Kosten sparen. In diesem Sinne

keine radikale Umstellung

steht die Bezeichnung »mediterrane Kost« für gutes und leckeres Essen, das mit einfachen Mitteln zubereitet wurde. Dabei ist eine leicht unterkalorische Ernährung gesünder, als zu viele Kalorien zu sich zu nehmen.

Omega-3-Fettsäuren

Omega-3-Fettsäuren, Vitamine sowie Antioxidantien (wie sie vor allem in Gemüse und Obst vorkommen) sollten bei einer gesunden Ernährung nicht fehlen.

Pflanzenöle

Eine Umstellung von Butter auf Pflanzenöle, die reich an mehrfach ungesättigten Fetten sind, reduziert das Herz-Kreislauf-Risiko um etwa 20 %.

Diese Nahrungskomponenten können Medikamente zwar nicht ersetzen, sind jedoch eine sinnvolle Änderung des Lebensstils, die zu einer Verbesserung der Gesamtsituation beiträgt.

Ein interessanter Nebeneffekt einer gesunden Ernährung betrifft die männliche Fruchtbarkeit, die in Mitteleuropa stetig abnimmt: Die Qualität der Spermien verbessert sich.

vegetarische Ernährung

Wer sich vegetarisch ernährt, hat in der Regel einen niedrigeren Blutdruck. Daraus soll keineswegs die Empfehlung abgeleitet werden, Vegetarier zu werden. Eine Reduzierung des ohnehin viel zu hohen Fleischkonsums wirkt sich aber positiv aus.

Einschränkung des Salzverbrauchs

Bei der »normalen« mitteleuropäischen Ernährungsweise beträgt der Kochsalzkonsum etwa 8 bis 15 g pro Tag und Mensch – der menschliche Organismus benötigt aber maximal 3 bis 6 g am Tag.

Zur Orientierung (beispielsweise beim Einkaufen von Lebensmitteln) einige Umrechnungshilfen: Natrium lässt sich mit dem Faktor 2,5 in NaCl (Natriumchlorid, Kochsalz) umrechnen. Der minimale Tagesbedarf liegt bei etwa 550 mg Natrium, das entspricht etwa 1,5 g Kochsalz pro Tag.

verdeckte Salzaufnahme

Als Geschmacksverstärker und zur besseren Konservierung ist Kochsalz in vielen industriell modifizierten Lebensmitteln in größeren Mengen enthalten. Das allermeiste Salz nehmen wir verdeckt zu uns, zum Beispiel in Form von Brot, Konserven oder Tiefkühlkost. Oft schmecken diese Produkte trotz ihres hohen Gehalts an Kochsalz gar nicht salzig.

Natrium und Chlorid, die beiden Bestandteile des Kochsalzes, sind die quantitativ wichtigsten Ionen für die Aufrechterhaltung des Volumens und des osmotischen Drucks im Extrazellulärraum. Darüber hinaus ist Natrium an vielen Transportmechanismen an der Zellmembran beteiligt. Die Wandspannung der Blutgefäße sowie der komplizierte Regelmechanismus zwischen Niere und Blutdruck (über das Renin-Angiotensin-System) hängen ebenso eng mit dem Natrium im Körper zusammen.

Salz macht süchtig

Salz hat eine abhängig machende Qualität, es macht süchtig. Hinzu kommt, dass ein hoher Salzkonsum eng mit ungesundem Ernährungsverhalten und mit hoher Kalorienzufuhr korreliert.

Salzsensitivität

Der Zusammenhang zwischen Salzverbrauch und Blutdruck ist seit Jahren gut bekannt: Je höher der Salzverbrauch, desto höher ist der Blutdruck. Salz erhöht den Blutdruck, das Blutvolumen, und verschlechtert die endotheliale Funktion. Etwa die Hälfte der Menschen reagiert in diesem Sinne empfindlich auf Salz (ist salzsensitiv), die andere Hälfte gilt als salzresistent. Gemeint ist, dass salzsensitive Menschen mit ihrem Blutdruck besonders gut auf eine Natriumreduktion reagieren. Da man aber keine adäquate Differenzierungsmethode hat, spielt diese Unterscheidung in der Praxis keine Rolle. Soweit heute bekannt ist, korreliert hohes Alter, schwarze Hautfarbe sowie weibliches Geschlecht überdurchschnittlich mit einer Salzsensitivität.

positive Effekte der Salzreduktion

Durch eine konsequente Einschränkung des Kochsalzkonsums lässt sich das Auftreten von hohem Blutdruck um 18 bis 27 % reduzieren, die Rate der blutdruckbedingten Schlaganfälle um etwa 23 % und die Rate der kardiovaskulären Ereignisse (zu denen beispielsweise der Herzinfarkt gehört) um 17 bis 46 %. Ein hoher Verbrauch von Kochsalz in der Nahrung ist auch ein Indikator für eine weniger gesunde Ernährungsweise: Diese Menschen verzehren mehr Konserven, mehr fette Speisen, essen weniger Gemüse, Salate und Obst – Cholesterinwert und Körpergewicht sind in aller Regel höher.

In Finnland wird seit 30 Jahren über Medienkampagnen vor Salzkonsum gewarnt. Dieser konnte so um ein Drittel gesenkt werden – die Rate von Herzinfarkten und Schlaganfällen sank um 80 %.

Eine 2010 veröffentlichte Untersuchung aus den USA zeigt, dass eine Verminderung des Salzkonsums um 3 g am Tag die Zahl der Patienten mit Herzinfarkt um 54.000 bis 99.000 verringern würde; es würden 60.000 bis 120.000 weniger neue Fälle von chronischer Herzkrankheit, 32.000 bis 66.000 weniger Schlaganfälle sowie 44.000 bis 92.000 weniger Todesfälle pro Jahr auftreten. Die Zahl der notwendigen blutdrucksenkenden Medikamente könnte drastisch vermindert werden. Ganz nebenbei würde man 10 bis 24 Milliarden US-Dollar pro Jahr sparen. Es wäre also eine äußerst effiziente Maßnahme!

Beim Kochen sollte man sehr sparsam mit Salz sein, für Gemüse und Salate braucht man kaum Salz, das Nachsalzen am Tisch sollte ganz wegfallen. Der verdeckte Salzgehalt macht etwa 75 % bis 90 % der täglichen Zufuhr aus.

Konserven

Konserven sollte man nur ausnahmsweise verzehren, da sie sehr viel Kochsalz enthalten. Zur Orientierung: 50 g gekochter Schinken, 50 g Hartkäse oder 40 g Limburger enthalten bereits den Tagesbedarf an Natrium!

Selbstverständlich sollte man sehr sparsam umgehen mit Pommes frites, Kartoffelchips, gesalzenen Nüssen, Salzstangen und all den salzigen Dingen zum Knabbern. Beim Kauf von Mineralwasser sollte man darauf achten, praktisch salzfreie Produkte auszuwählen.

Kräutersalz

Die Speisen können trotzdem gewürzt und scharf sein. Beispielsweise kann man Kräutersalz verwenden. Aber Vorsicht: Es gibt Kräutersalz-Zubereitungen mit viel Salz und kaum Kräutern, diese sollte man meiden. Zubereitungen, die sehr viele Kräuter beinhalten und kaum Salz, können hingegen bedenkenlos verwendet werden.

Vorsicht mit Brausetabletten jeder Art: Sie können sehr viel Salz enthalten!

Wenn das Essen bei einer Umstellung auf salzarme Kost in den ersten zwei Wochen etwas fade schmeckt, hat man es richtig gemacht. Dann aber gewöhnt man sich an die neue Zubereitungsart.

Bewegung

Bewegung als »Allheilmittel«

Regelmäßige Bewegung kann als »Allheilmittel« gelten, ihre positiven Effekte sind äußerst vielfältig. Sie bewirkt durch Kalorienverbrauch eine Gewichtsabnahme, reduziert die Insulinresistenz, die Insulinsensitivität der Muskulatur nimmt zu. Bewegung beugt also der Entstehung einer Zuckererkrankung vor. Wenn bereits ein Diabetes vorhanden ist, wird durch Bewegung der Blutzuckerspiegel gesenkt.

vegetative Balance

Die vegetative Balance wird zugunsten des Parasympathikus verändert, wodurch sich Stressabbau und Regenerationsfähigkeit verbessern. Depressionen nehmen ab, die Herzfrequenz-Variabilität (siehe Seite 72) nimmt dagegen zu.

Durch vermehrte Schweißbildung geht Kochsalz »verloren«, der periphere Widerstand in den Blutgefäßen wird gesenkt, die endotheliale Funktion sowie die Gefäßsteifigkeit verbessern sich, ebenso wie die Fließfähigkeit des Blutes.

Die gesteigerte muskuläre Leistungsfähigkeit senkt den Sauerstoffverbrauch des Herzens. Die elektrische Stabilität des Herzens erhöht sich, damit wird Rhythmusstörungen entgegengewirkt. Das Schlagvolumen des Herzens nimmt zu, die belastende Druckarbeit verringert sich; die Volumenarbeit, die für das Herz schonender und effektiver ist, nimmt zu. Der Blutfluss in den Herzkranzgefäßen nimmt zu.

positive Effekte von Bewegung

Bewegung bewirkt antithrombogene Effekte, die Thromboseneigung sinkt, die Thrombozytenadhäsion nimmt ab, also die Neigung der Blutplättchen, sich an die Blutgefäßwände und aneinander zu heften. Entzündungszeichen nehmen ebenfalls ab.

Das Lipidprofil verbessert sich: Der Gesamtcholesterinwert sinkt, der Wert des »guten« HDLs steigt, der des »schlechten« LDLs sinkt (siehe auch Seite 47f.).

Darüber hinaus beugt Bewegung auch arthrotischen Veränderungen der Gelenke vor.

Insgesamt sinkt alleine durch Bewegung der Blutdruck um 6 bis 10 mmHg.

ideale Betätigungen

Ideale Betätigungen sind Wandern, Spazierengehen, Jogging, Fahrradfahren, Skilanglauf und Schwimmen. Leichtes Krafttraining kann auch dabei sein. Andere Sportarten sollten nur nach Rücksprache mit dem Hypertensiologen praktiziert werden.

Sauna

Tauchen ist generell nicht zu empfehlen. Gegen einen kurzen Saunagang ist nichts einzuwenden, sofern der Blutdruck gut eingestellt ist. Die kalte Dusche bzw. das Eintauchen ins kalte Wasser nach der Sauna sollte aber unterbleiben, da plötzliche Blutdruckanstiege auftreten können. Warmes bis lauwarmes Duschen kann hingegen praktiziert werden.

Bewegung in den Alltag integrieren

Diese Aktivitäten sollten optimalerweise regelmäßig vier- bis fünfmal pro Woche über 30 bis 45 Minuten durchgeführt werden. Will man die Bewegung in die alltäglichen Tätigkeiten integrieren, kann man zum Beispiel eine oder zwei Stationen früher aus Bahn oder Bus steigen und den Rest zu Fuß laufen; wo es möglich ist, sollten Treppen benutzt und Aufzüge gemieden werden – der Phantasie des Einzelnen sind keine Grenzen gesetzt. Selbstverständlich kann man sich ein Fahrradergometer zulegen und zu Hause trainieren.

Wer sich regelmäßig bewegt, reduziert darüber hinaus den altersbedingten Schwund seiner Hirnmasse erheblich. 10 bis 16 km pro Woche, das entspricht bei normalem Schritt-Tempo einer halben bis ganzen Stunde pro Tag, bewirken eine Halbierung des Demenzrisikos!

Durch Bewegung verlängert sich die Lebenszeit der Männer um 6,2, die von Frauen um 5,6 Jahre. Im Alter bleiben Menschen, die sich bewegen, gesünder und sind leistungsfähiger. Die kardiovaskuläre Sterblichkeit (d.h. die Sterblichkeit im Zusammenhang mit Herz-Kreislauf-Erkrankungen) sinkt um 27 bis 35 %, das Risiko eines Schlaganfalls um 32 %.

Bewegung im Alter

Körperliche Bewegung kann im Hinblick auf eine Blutdruckbehandlung als einem Medikament gleichwertig angesehen werden – man muss es aber aller Bequemlichkeit zum Trotz auch tun!

Kaffee und Alkohol

1 bis 3 Tassen sind unproblematisch

Ein hoher Kaffeekonsum sollte unterbleiben, 1 bis 3 Tassen Kaffee pro Tag sind für Blutdruckpatienten aber unproblematisch. Selbstverständlich sollten andere koffeinhaltige Getränke gemieden werden. Der Blutdruck kann dadurch um 1 bis 2 mmHg gesenkt werden. Ob Kaffee einen schützenden Effekt auf das Herz-Kreislauf-System ausübt, ist noch nicht geklärt.

Bei Alkohol muss einiges beachtet werden. Es besteht ein linearer Zusammenhang zwischen dem Ausmaß des Alkoholkonsums, der Blutdruckhöhe und der Häufigkeit der Hypertoniker in der Bevölkerung. Je mehr getrunken wird (als Maß gilt hier mehr als 21 Drinks pro Woche), desto eher treten Schlaganfälle auf. Alkohol in größeren Mengen vermindert zudem die Wirkung von blutdrucksenkenden Medikamenten.

Der blutdrucksteigernde Effekt von Alkohol verschwindet erst ein bis zwei Wochen nach begonnener Abstinenz. Zu beachten ist jedoch, dass bei stärkerem Konsum der Blutdruck nach Beginn der Abstinenz zunächst einige Tage lang deutlich steigen kann.

schützt Alkohol die Gefäße?

Schützt Alkohol aber nicht das Gefäßsystem? – So hört man doch immer wieder. Positive Schutzeffekte treten bei Männern bei 3 bis 5 Drinks am Tag auf, bei Frauen bei 2 – dabei entspricht ein Drink 15 g Alkohol. Das würde bedeuten, dass man 45 bis 75 g Alkohol (also fast einen Liter Weißwein) pro Tag als Mann und 30 g als Frau trinken soll. Bei diesen Mengen sind aber Leberschäden die sichere Folge!

Männer sollten daher maximal 20 bis 30 g Alkohol pro Tag zu sich nehmen, das entspricht etwa einem viertel Liter Wein oder einem halben Liter Bier. Frauen sollten maximal 10 bis 20 g Alkohol am Tag trinken – das ist ungefähr die Hälfte. Es gilt also: etwa 2 Gläser Wein für den Mann, 1 Glas für die Frau.

Alkohol sollte man generell in kleinen Mengen genießen – ohne an Mengen zu denken, die eine Schutzfunktion haben. Ein wichtiger Schutzfaktor ist Resveratrol. Hierbei handelt es sich um ein Phenol aus der dunklen Traube, aus Schale und Kern. Es wirkt stärker antioxidativ als Vitamine, ist ein Radikalfänger, wirkt entzündungshemmend, reduziert die Fette im Blut, reduziert die Plättchenverklebung, verbessert die Endothelfunktion, reduziert die Gefäßsteifigkeit und wirkt Rhythmusstörungen entgegen. Menschen, die Resveratrol zu sich nehmen, leben länger und haben ein um 55 % niedrigeres Risiko, eine Herz-Kreislauf-Erkrankung zu erleiden. Resveratrol reduziert die Entstehungsrate von Krebserkrankungen, es ist die stärkste Anti-Aging-Substanz, die heute bekannt ist.

in kleinen Mengen genießen

Resveratrol

Statt Unmengen Rotwein zu trinken, kann man heute Resveratrol in Kapselform zu sich nehmen – Wein kann dann in Maßen genossen werden.

Vitamine

Bis heute wird der Wert zusätzlicher Vitamingaben kontrovers diskutiert. Um festzustellen, ob sie einen vorbeugenden Effekt haben, müssten Studien über einen sehr langen Zeitraum bei Gesunden durchgeführt werden, was nicht immer geschehen ist.

zusätzliche Vitamingaben

Eine gesunde Ernährung ist ohne Zweifel notwendig. Eine zusätzliche Vitamingabe ist bei Risikopatienten sicher empfehlenswert, da sie antioxidative Effekte hat und den Homocysteinwert senkt (siehe Seite 67f.). Ganz nebenbei wird das Immunsystem nachweislich gestärkt, und die Menschen fühlen sich wohler und leistungsfähiger.

Stress und Freude

Laut einer Studie aus den USA erleiden glückliche und zufriedene Menschen seltener eine Herzerkrankung. Je positiver die Lebenseinstellung, desto geringer ist das Risiko, eine Angina pectoris oder einen Herzinfarkt zu bekommen. Schon kleine tägliche Freuden wirken sich positiv auf die Gesundheit aus.

positive Lebenseinstellung

Meditation und Entspannungsübungen können ebenfalls ein wenig zur Reduzierung eines hohen Blutdrucks beitragen.

Der Begriff »Stress« wird heute inflationär verwendet. Fast jede Tätigkeit, ob positiv oder negativ empfunden, wird als stressig definiert – schon das Aufstehen morgens ist »stressig«.
Hat ein Mensch viel zu tun, erledigt er seine Aufgaben gerne, sieht er einen Sinn darin, bereiten sie ihm Freude, so wird dies *Eustress,* also guter Stress, genannt. Er fördert die Aufmerksamkeit, die Leistungsfähigkeit, wirkt sich positiv auf psychische und physische Funktionen des Organismus aus.
Disstress (negativ empfundener Stress, dem man nicht gewachsen ist, der überfordert), führt zu einer Anspannung des Körpers, zur Ausschüttung der sogenannten »Stress«-Hormone, zur Abnahme psychischer und physischer Leistungsfähigkeit, macht auf Dauer krank, kann u.a. den Blutdruck erhöhen.
In der jeweiligen Berufs- und Lebenssituation kann man versuchen, gegebenenfalls mit professioneller Hilfe, die Faktoren, die zu Disstress führen, zu reduzieren. Hilfreich sind: ein rhythmischer Tagesablauf, genügend Schlaf, künstlerische Tätigkeiten, Bewegung, Entspannungstechniken, gesunde Ernährung.

Fernsehkonsum

Alternativen

Folgt man den Betrachtungen, die wir bereits zum Thema Fernsehen geschildert haben (siehe Seite 49ff.), ergibt sich daraus die zwingende Konsequenz, den Fernsehkonsum drastisch zu reduzieren oder gar einzustellen. Stattdessen sollte man sich bewegen, lange Spaziergänge machen, Schwimmen gehen, lesen, Konzerte und Theater besuchen, sich mit Familienangehörigen unterhalten, Freunde besuchen und vieles andere mehr – je nach Neigung und Geschmack.

Schlaf

etwa 7 Stunden sind optimal

Etwa 7 Stunden Schlaf sind das Beste. Bei weniger als 5 Stunden Schlaf pro Nacht steigt die Gefahr, eine Herz-Kreislauf-Erkrankung (hohen Blutdruck, Schlaganfall, Herzinfarkt) zu bekommen, um mehr als das Doppelte. Wenn wir bedenken, dass bereits Kinder und Jugendliche an Schlafmangel leiden – der Fernsehkonsum hat in allen Lebensaltern einen erheblichen Anteil daran –, so muss immer wieder hervorgehoben werden, wie wichtig gesunder und ausreichender Schlaf ist.

Rhythmischer Tagesablauf

Die sogenannte moderne Lebensweise macht – je nach Beruf – einen rhythmisch strukturierten Tagesablauf schwierig. Wie wichtig eine möglichst rhythmische Lebensweise ist, kann man an einer Studie sehen, die mit Nonnen durchgeführt wurde. Man hat Benediktinerinnen im Vergleich zu Frauen aus der Bevölkerung beobachtet. Nach 20-jähriger Beobachtungszeit lag der Blutdruck der Nonnen bei 130/80 mmHg, die anderen Frauen hatten hingegen einen Blutdruck von 165/80 mmHg. Benediktinerinnen haben einen sehr streng geregelten rhythmischen Tagesablauf, freilich sind sie auch abgeschirmt gegen viele Stressfaktoren, die außerhalb eines Klosters auf Menschen einwirken.

moderne Lebensweise

Einfluss eines rhythmischen Lebens auf den Blutdruck am Beispiel italienischer Nonnen

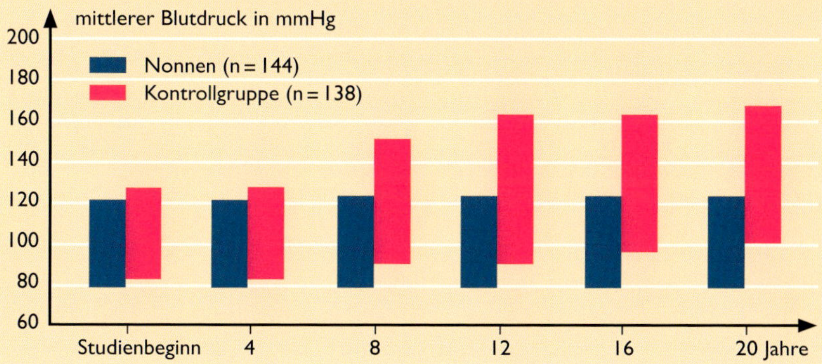

Nach: J. Gruber, »Rhythmus, Lebensstil und Blutdruck«, in: *Praxisforum. Zeitschrift für Anthroposophische Medizin,* Heft 4/2010.

Soweit es die berufliche Situation zulässt, sollte man auf eine gewisse Regelmäßigkeit im Tagesablauf achten: Aufstehen, Mahlzeiten, Bewegung, Schlafengehen. Berufe mit Schichtdienst haben es in dieser Hinsicht besonders schwer. Schlafmangel (weniger als 6 bis 8 Stunden pro Nacht) erhöht das Risiko eines Herzinfarktes oder Schlaganfalls.

Schichtdienst

Gewichtsabnahme

Ein normales Gewicht mit einem normalen Bauchumfang sollte unbedingt angestrebt werden. Es geht an dieser Stelle nicht um ästhetische Schönheitsideale, sondern um die Vermeidung all der Folgen, die wir oben besprochen haben (siehe Seite 41ff.).

keine Fastenkuren

Vor radikalen Fastenkuren kann nur gewarnt werden. Hier geht es um die Änderung der täglichen Gewohnheiten, und das ist schwierig genug.

Folgende Schritte sind für das Abnehmen notwendig:

- kalorienreduziertes Essen,
- viel Bewegung in Form von langen Spaziergängen,
- Naschen zwischendurch oder kalorienreiche Getränke und Snacks vor dem Fernseher sind tabu,
- selbst eine gemäßigte Senkung der Temperatur in den Wohnräumen reduziert das Körpergewicht.

Ein langsames und stetiges Abnehmen ist besser und nachhaltiger als plötzliche Gewichtssprünge, die den schädlichen Jo-Jo-Effekt nach sich ziehen.

weniger essen, mehr bewegen

Letztlich bleibt das bekannte »FdH-Prinzip« übrig: weniger essen, mehr bewegen. Die Waage ist unerbittlich: Zeigt sie nach unten, hat man sich richtig verhalten, zeigt sie nach oben, verhält man sich falsch.

Rauchen

finanzielle Gründe

Allein schon aus finanziellen Gründen ist es lohnenswert, das Rauchen einzustellen. Man spart etwa 150 Euro im Monat oder 1.800 Euro im Jahr – etwa ein Drittel davon sind Steuern, mit denen der Staat etwa 13 bis 14 Milliarden Euro pro Jahr einnimmt. Aus diesem Grund ist es verständlich, dass der Staat kein großes Interesse daran hat, dass die Bürger mit dem Rauchen aufhören ... Die Kosten für nikotinbedingte Gesundheitsschäden liegen bei etwa 30 Milliarden Euro pro Jahr, aber diese werden aus dem Topf der Krankenkassen gezahlt.

Dass Rauchen schädlich ist, darf als allgemein bekannt vorausgesetzt werden. Das Rauchen ist eine Sucht und muss als Krankheit angesehen werden, ähnlich wie die Alkohol- oder Drogensucht. Daher ist es auch verständlich, dass die Quote der erfolgreichen Entwöhnungen erschreckend niedrig ist: Sie beträgt etwa 5 %. Betrachtet man die Hilfsmöglichkeiten bei einer Entwöhnung (Nikotin-Pflaster oder -Kaugummi sowie einige Medikamente), so sind die Erfolge leider ernüchternd. Letztlich hilft nur eines: die Einsicht und der eigene, eiserne Wille – der sogenannte kalte Entzug zeigt die besten Erfolge.

Quote der Entwöhnungen

Welche gesundheitlichen Effekte erzielt eine Entwöhnung? Schon 20 Minuten nach der letzten Zigarette sinken Blutdruck und Puls, die Organdurchblutung verbessert sich. Nach 24 Stunden fällt der Kohlenstoffmonoxid-Spiegel. Nach 48 Stunden ist das Nikotin aus dem Körper ausgeschieden, Geruchs- und Geschmackssinn verbessern sich. Schon nach 2 bis 12 Wochen verbessert sich die Lungenfunktion um etwa 30 %; die Verbesserung der Kurzatmigkeit und des Hustens dauert 3 bis 9 Monate. Nach einem Jahr hat sich das Risiko, einen Herzinfarkt zu erleiden, halbiert, das Risiko, an Lungenkrebs zu erkranken, halbiert sich hingegen erst nach 10 Jahren. Nach 15 Jahren sind Schlaganfall- und Herzinfarktrisiko auf Nichtraucherniveau gesunken. Diese Tatsachen zeigen eindrucksvoll, wie schädlich das Rauchen ist, aber gleichermaßen, wie positiv sich das Aufhören auswirkt.

positive Effekte der Entwöhnung

Ebenso verbessern sich das Wohlbefinden, die Leistungsfähigkeit und die Konzentration.

Auf eines sollte man achten: Viele nehmen nach der Entwöhnung vom Rauchen an Gewicht zu. Nikotinkonsum erhöht den Grundumsatz und vermindert den Appetit, oft zündet man sich eine Zigarette an, wenn man Hunger hat. Wer nicht mehr raucht, verspürt wieder Appetit. Wenn man nicht auf die Kalorienzufuhr achtet, nimmt man zu. Dies liegt also nicht am Nikotinmangel, sondern daran, dass man nun mehr isst bei gleichzeitig reduziertem Grundumsatz. Hier ist also Vorsicht geboten, denn Übergewicht ist bei der Blutdruckbehandlung ein Problem.

Gewichtszunahme

Durch Rauchstopp, Cholesterinwert- und Blutdrucksenkung lässt sich jeder dritte kardiovaskuläre Todesfall vermeiden, die Sterblichkeit im Zusammenhang mit Herz-Kreislauf-Erkrankungen verringert sich um etwa 30 %.

Wenn man weiter raucht, erschwert dies jede Blutdruckeinstellung erheblich. Dabei ist das Passivrauchen ebenso schädlich.

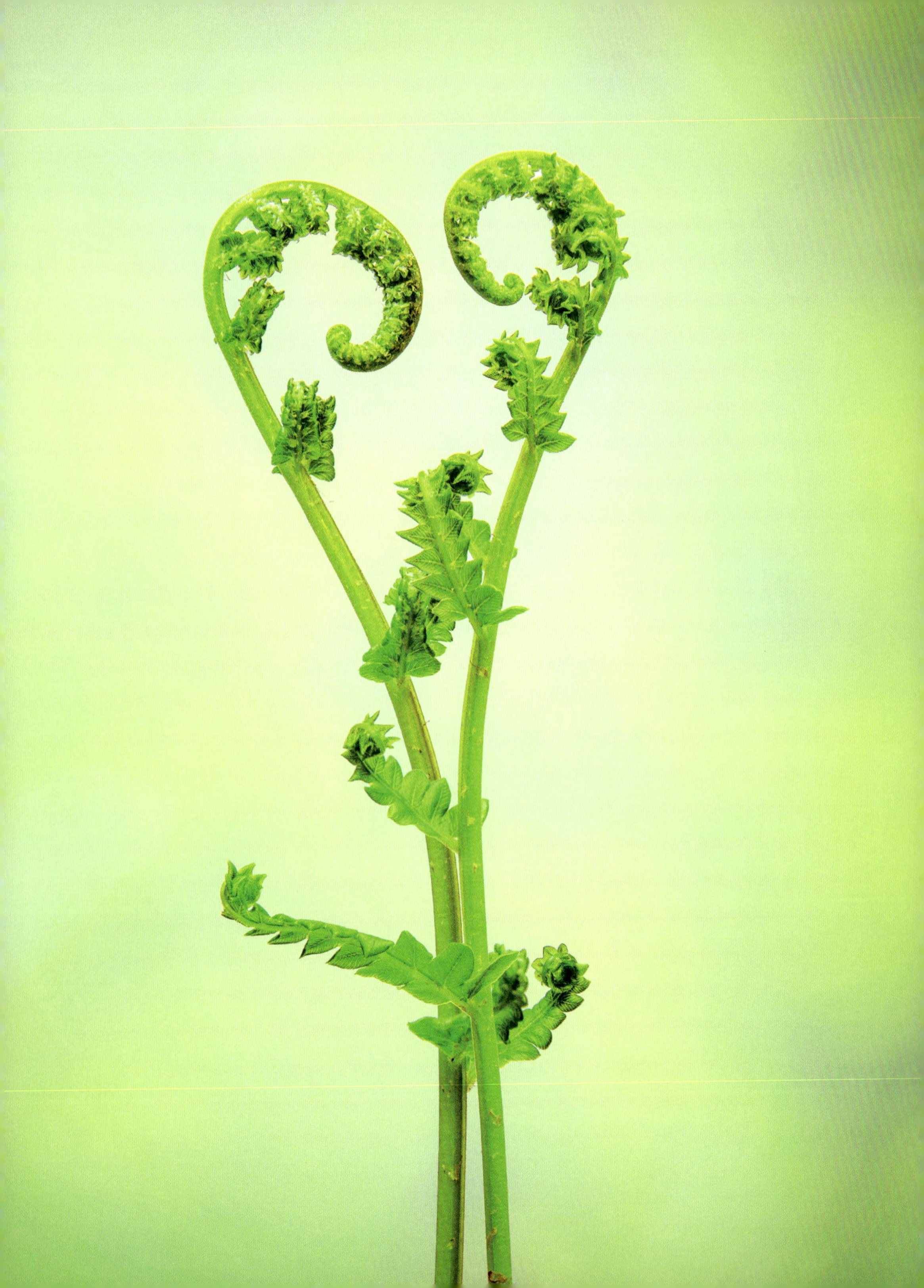

Senkung des Cholesterinwertes

Lebensstiländerungen wie eine mediterrane Ernährung und ausreichend Bewegung sind eine Grundvoraussetzung für die Senkung des Cholesterinwertes.

meist sind Medikamente nötig

Da jedoch das meiste Cholesterin von der Leber gebildet und nur der geringere Teil durch Nahrungsmittel aufgenommen wird, erreicht man selbst durch eine gesunde Ernährung meist keine signifikante Senkung. Die Gabe von Medikamenten ist daher leider meist nicht zu umgehen.

Musik- und Kunsttherapien

Die gedanklichen Ansätze der Musik- und Kunsttherapien sind schlüssig und einleuchtend. Wirksamkeitsnachweise, beispielsweise von Heileurythmie, Sprachgestaltung oder anderen Kunsttherapien, gehen aber leider nicht über positive Einzelberichte hinaus. Empirische Arbeiten, die den Einfluss dieser Therapien auf funktionell-dynamische Parameter (wie zum Beispiel die Gefäßsteifigkeit, die Herzfrequenz-Variabilität oder die Fließfähigkeit des Blutes) zeigen würden, sind wünschenswert und notwendig.

Wirkung langsamer Musik

Die Wirkung langsamer Musik ist hingegen gut untersucht. Über die Aktivierung des Parasympathikus verbessert sie viele funktionelle Parameter, der Blutdruck sinkt um etwa 7 mmHg. Getestet wurde dies mit langsamen Stücken von Bach, Mozart, Albinoni, Corelli, Händel und Tartini. Unklar ist bis heute, wie lange die Senkung anhält, welche Musik bei welchem Patienten am besten wirkt, wie oft Musik gehört und ob sie aktiv oder passiv genossen werden soll.

Mühe, die sich lohnt

positive Effekte

Eine neuere Studie zeigt deutlich, welchen Effekt Lebensstiländerungen haben: Bereits 6 Monate nach einem Herzinfarkt halbierte sich das Risiko, einen weiteren Infarkt zu bekommen, wenn die Menschen auf das Rauchen verzichteten, ihre Ernährung umstellten und sich mehr bewegten. Dagegen hatten Patienten, die unverändert weiter rauchten, sich ungesund ernährten und keinen Sport trieben, ein viermal so hohes Risiko für Herzinfarkt, Schlaganfall oder Tod.

Eine andere Studie, die 2009 an 24.000 Männern abgeschlossen wurde, ergab, dass bei Nichtrauchen, Normalgewicht und körperlicher Bewegung die Rate der Koronaren Herzerkrankungen um 60 % und die Rate der Herz-Kreislauf-Todesfälle um 77 % geringer war als bei Menschen, die zu dick waren, sich nicht sportlich betätigten und rauchten. Durch gesunde Lebensweise (auf das Gewicht achten, nicht rauchen, täglich 30 Minuten bewegen, wenig Alkohol trinken und mediterrane Kost) lässt sich das Schlaganfallrisiko um 80 %, die Rate der Herzinfarkte sogar um 90 % senken. Die Gesamttodesrate lässt sich um etwa ein Drittel senken.

gesunde Lebensweise

Das eindeutige Ergebnis dieser und vieler anderer Arbeiten: Eine gesunde Lebensweise lohnt sich schon nach kurzer Zeit! Leider ist es aber so, dass es den allermeisten Menschen sehr schwerfällt, ihre Lebensweise zu ändern.

Die Wirkung von Lebensstiländerungen auf den Blutdruck – ohne gleichzeitige medikamentöse Maßnahmen – ist nicht zu unterschätzen:

Maßnahme	*Blutdrucksenkung*
Gewichtsreduktion	2 mmHg pro kg Gewichtsverlust etwa 2 bis 20 mmHg bei 10 kg Gewichtsverlust
Ernährungsumstellung (viel Obst und Gemüse, fettarm)	8 bis 14 mmHg
Kochsalzreduktion (unter 6 g pro Tag)	2 bis 10 mmHg
Alkoholreduktion	2 bis 4 mmHg
Nikotinstopp	Der nikotinbedingte Blutdruckanstieg bleibt aus
vermehrte Bewegung	4 bis 10 mmHg
Entspannungstechniken	2 bis 20 mmHg

Leider können wir diese Werte nicht einfach zusammenzählen. Realistisch lässt sich der Blutdruck durch solche Maßnahmen (also ohne Medikamente) – je nach individueller Ausgangssituation – um bis zu 10 bis 15 mmHg senken.

In letzter Zeit wird viel über genetische Disposition gesprochen, bis dahin, dass einige davon ausgehen, alles sei genetisch vorbestimmt, das eigene Verhalten könne nichts verändern. Die Epigenetik belehrt uns aber eines Besseren: Das eigene Verhalten, der Lebensstil kann Gene regelrecht »ein- oder ausschalten«. Diese im Laufe des Lebens erworbene veränderte Aktivität der Gene vererbt ein Mensch an Kinder und Enkelkinder. Das eigene Verhalten beeinflusst sehr wohl das genetische Kostüm; es verändert die Wirkung der Gene sehr tiefgreifend, sogar über Generationen hinweg.

Einfluss der Gene

Die Ausrede, die Gene seien am Übergewicht und Ähnlichem schuld, ist wirklich nur eine Ausrede. Es lohnt sich, seine Lebensweise zu ändern!

Einige Kuriositäten – am Rande?

- In letzter Zeit wurde viel über *dunkle Schokolade* gesprochen und veröffentlicht. Eine neuere Studie, bei der fast 20.000 Menschen über 10 Jahre hinweg immer wieder untersucht wurden, hat positive Effekte gezeigt, wenn täglich 6 bis 7,5 g dunkle Schokolade konsumiert wurden. Das sind ein bis zwei Stückchen am Tag.
  Es muss *dunkle* Schokolade sein, die viel Kakao enthält und damit viele Flavonoide. Die meisten Menschen mögen diese Schokolade aber nicht besonders. Der Blutdruck sinkt nach dieser Studie durch die Schokolade um etwa 1 bis 5 mmHg, die Rate der Schlaganfälle vermindert sich um 27 %, die der Herz-Kreislauf-Erkrankungen um 39 bis 40 %.
  Für diesen Effekt werden die Flavonoide verantwortlich gemacht, die die Endothelfunktion und die Elastizität der Gefäße verbessern. Aber Vorsicht: Wer Schokolade zu sich nimmt, muss an anderer Stelle Kalorien sparen, um sein Gewicht nicht zu erhöhen: 100 g Schokolade haben circa 480 kcal. Als Therapie des Bluthochdrucks ist Schokolade nicht geeignet. Und sie ersetzt auch nicht die notwendige Bewegung!

  auf Kalorien achten
- *Walnüsse* enthalten relativ große Mengen an Omega-3-Fettsäuren, Eisen und Arginin sowie Antioxidantien und Phytosterole. Sie schützen das Herz und die Prostata, hemmen das Tumorwachstum und senken das Gesamtcholesterin sowie das LDL-Cholesterin um etwa 5%. Auch auf das metabolische Syndrom haben sie einen leichten positiven Einfluss. Außerdem verbessern sie kognitive und motorische Funktionen und können so einer

Demenz vorbeugen. Schließlich verbessern sie die Endothelfunktion. Da sie relativ viel Arginin enthalten (2 g pro 100 g Nüsse), wirken sie positiv auf die Gefäßelastizität und auf die männliche Potenz.
Es wird der Verzehr von etwa 50 bis 60 g pro Tag empfohlen, was etwa einer Hand voll entspricht.

Gewichtszunahme vermeiden

Auch hier muss jedoch vor den Kalorien gewarnt werden: 50 g Nüsse enthalten 335 kcal. Wer also Nüsse und Schokolade isst, sollte an anderer Stelle die entsprechende Menge an Kalorien weglassen, um eine für den Blutdruck bzw. die Gesundheit nachteilige Gewichtszunahme zu vermeiden.

- *Sojabohnen* enthalten kein Cholesterin, sind arm an gesättigten Fettsäuren, dafür reich an Omega-3-Fettsäuren. Die tägliche Aufnahme von 25 g Sojanahrung (in Form von Joghurt, Drinks usw.) führt zu einer leichten Senkung des Cholesterinwertes (um 3 bis 5 %) und zu einer milden Blutdrucksenkung. Das Risiko einer Koronaren Herzerkrankung lässt sich mit Soja um bis zu 10 % vermindern.
- *Pflanzensterine* sind das Gegenstück des Cholesterins in der Pflanzenwelt. Sie kommen natürlicherweise zum Beispiel in Gemüse, Olivenöl, Früchten und Nüssen vor. Mit einer gesunden Ernährung nehmen wir täglich etwa 200 bis 400 mg davon auf. Durch eine stark erhöhte Zufuhr kann der Cholesterinwert um 10 bis 15 % gesenkt werden. Es gibt zahlreiche mit Pflanzensterinen angereicherte Lebensmittel, die von vielen Menschen verwendet werden, um das Cholesterin auf »natürliche« Weise zu senken.

angereicherte Lebensmittel

Man muss dabei aber Folgendes bedenken: Es ist für Pflanzensterine nicht nachgewiesen, dass eine durch sie verursachte Senkung des Cholesterinwertes auch einen Nutzen für die Gesundheit zeigt, also eine Reduzierung des hohen Blutdrucks sowie des Herzinfarkt- und Schlaganfallrisikos. Es gibt aber Zweifel an der Unschädlichkeit der Zufuhr höherer Dosen von Pflanzensterinen (über 2 g pro Tag). Sie können zu einer Versteifung der Gefäße führen, das Schlaganfall- und Herzinfarktrisiko erhöhen und die Aufnahme wichtiger Vitamine verhindern. Man muss also davon abraten, mit Pflanzensterinen angereicherte Lebensmittel zu verwenden, wie beispielsweise Joghurtdrinks wie Danacol®. Eine ausgewogene obst- und gemüsereiche Ernährung, wie sie als »mediterrane Ernährung« empfohlen wird (siehe Seite 90ff.), ist der richtige Weg.

Nutzen für die Gesundheit nicht nachgewiesen

Auch Margarine zur Cholesterinsenkung (beispielsweise Becel pro-activ®) ist nicht zu empfehlen.

- Ein Verzicht auf *CocaCola®* führt zu einer Senkung des Blutdrucks.
- *Mittelreifer Grana Padano* (9 bis 12 Monate alt) ist reich an bestimmten Tripeptiden und senkt bei 30 g Parmesankäse pro Tag nach 8 Wochen den Blutdruck um etwa 8 mmHg.
- *Beeren (Heidelbeeren, Erdbeeren, Brombeeren)*, aber auch *Auberginen* sowie *Blutorangen* sind reich an Anthocyaninen und können den Blutdruck senken.
- *Blaue Kartoffeln, Spinat, Hibiskus-Tee, fettarme Milch, Aronia-Beeren, der Saft aus roten Rüben* (der auch die sportliche Ausdauer steigern soll), *Sonnenlicht* unterhalb der Sonnenbrandgrenze, *Schwarzer Tee, Rosinen* (täglich eine Hand voll), *Apfelschalen, Öl aus Sesam* und *Reiskleie* sowie *Joghurt* sollen ebenfalls den Blutdruck senken.

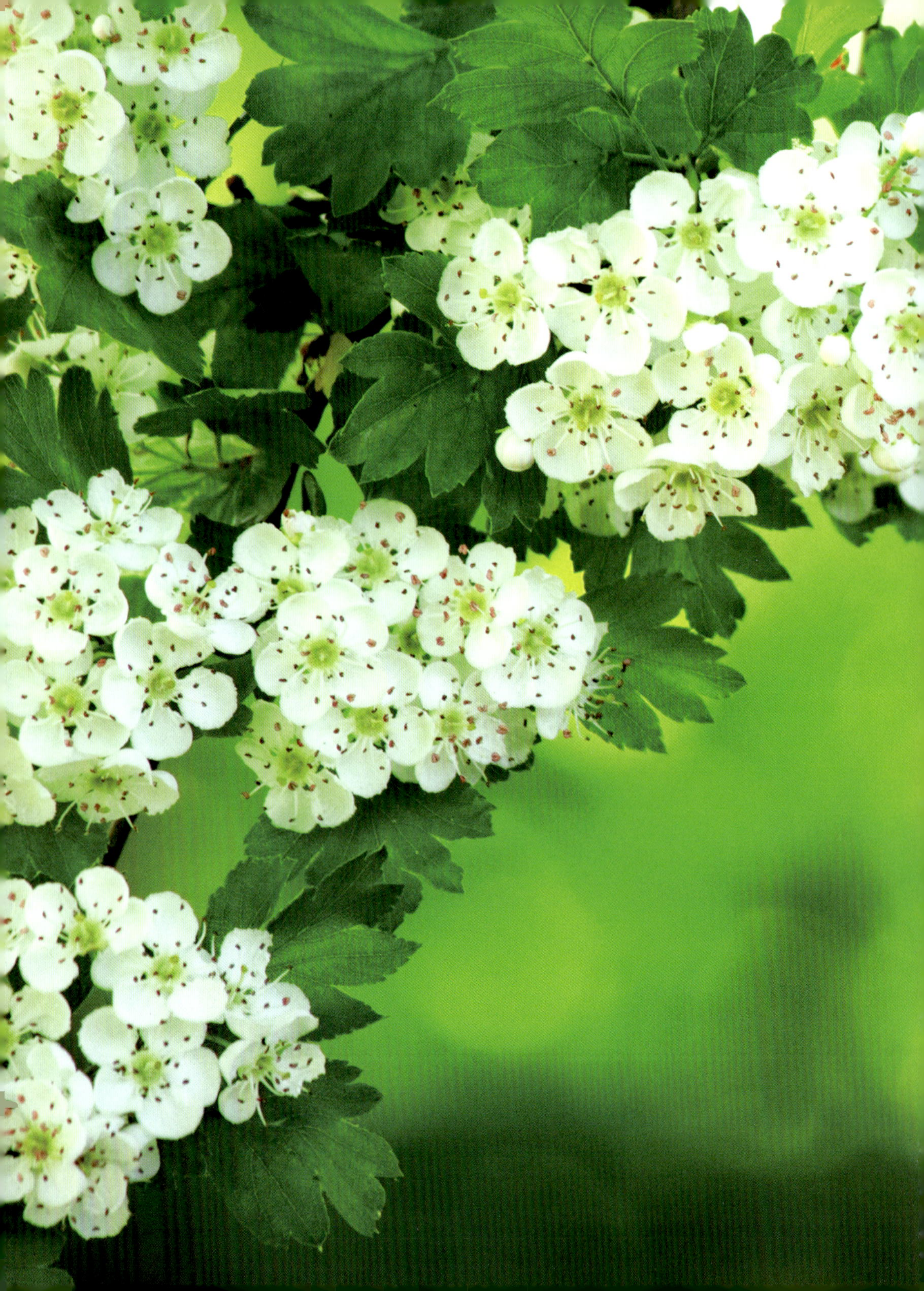

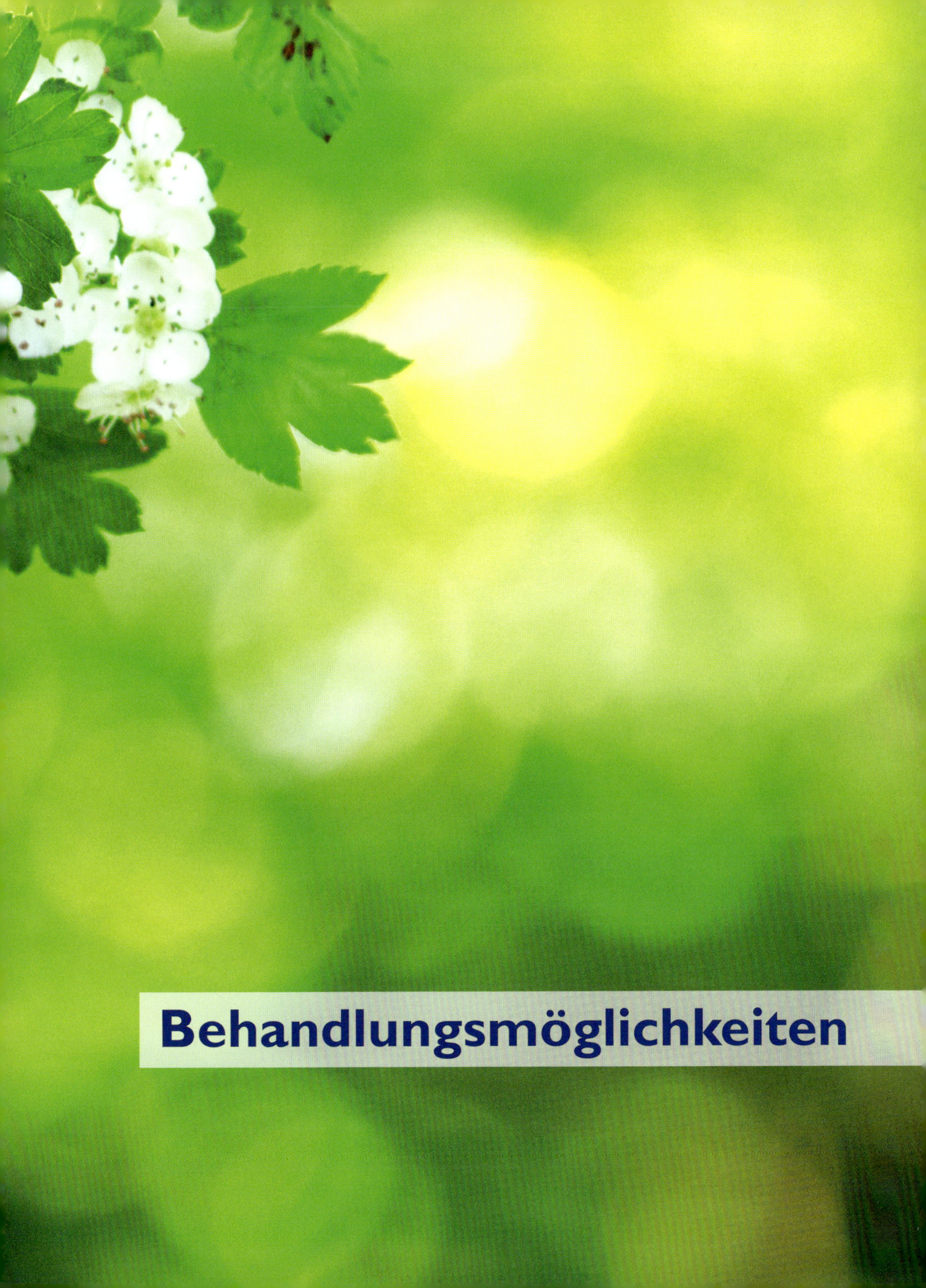

Behandlungsmöglichkeiten

Medikamente oft unumgänglich

Je nach Höhe des Blutdrucks muss man sofort mit der medikamentösen Behandlung beginnen. Eine Umstellung des eigenen Verhaltens (siehe Seite 89ff.) ist immer sinnvoll und notwendig. Die daraus resultierende Wirkung ist aber erst auf längere Sicht zu erwarten, sodass oft Handlungsbedarf besteht, bevor die Änderungen des Lebensstils greifen. Für viele Menschen ist eine solche Umstellung nur sehr schwer durchzuführen und sie wird auch nicht durchgehalten, sodass die Gabe von Medikamenten unumgänglich ist.

Viele Patienten fragen, ob Bluthochdruck mit »natürlichen« Mitteln behandelbar sei. Gemeint sind pflanzliche, homöopathische oder anthroposophische Mittel.

Die Umstellung der eigenen Lebensgewohnheiten ist die beste und natürlichste Behandlung oder Voraussetzung zur Blutdrucksenkung, die wir kennen, und zudem sehr effektiv. Das einzige Problem dabei ist – man muss es tun! Ohne eisernen Willen geht es nicht. Sogenannte »natürliche« Medikamente führen nicht zu einer bedeutsamen zusätzlichen Senkung des Blutdrucks. Sie können bei einem hochnormalen Blutdruck versuchsweise angewandt werden, bei höheren Blutdruckwerten führen sie nicht zu der notwendigen Senkung. Einige verursachen in hohen und wirksamen Dosierungen nicht unerhebliche Nebenwirkungen.

Aderlässe

Aderlässe – oft im Rahmen einer naturheilkundlichen Behandlung durchgeführt – sind keine empfehlenswerte Dauerbehandlung, da sie den Blutdruck nur sehr kurzfristig und gering senken und zu einem Eisenmangel führen können. Sie können in Einzelfällen bei einem hohen Hämatokritwert (einem zu hohen Anteil der roten Blutkörperchen am Volumen des Blutes) anfänglich wenige Male zur Anwendung kommen, wenn keine sonstigen Herz- oder Lungenerkrankungen vorliegen.

Mittel unklarer Herkunft meiden

Vor naturheilkundlichen Mitteln unklarer Herkunft muss gewarnt werden. Beispielsweise wurden bei Mitteln, die aus Asien stammen, Verunreinigungen mit Schwermetallen und Pestiziden gefunden.

Phytotherapie – die Behandlung mit pflanzlichen Stoffen

Schlangenwurz (Rauwolfia serpentina)

erstes und ältestes Mittel

Hierbei handelt es sich um einen immergrünen Halbstrauch, der im tropischen Asien beheimatet ist. Es ist das erste und älteste Mittel, das zur Blutdrucksenkung verwendet wurde. »Offiziell entdeckt« wurde seine blutdrucksenkende Wirkung im Jahr 1933. Als blutdrucksenkendes Mittel kam es dann 1947/48 in den Gebrauch.

Nebenwirkungen

Die Pflanze enthält mehr als 50 Alkaloide, darunter das auf das zentrale Nervensystem wirkende Reserpin. Dieses ist für die sedierende und blutdrucksenkende Wirkung der Pflanze verantwortlich. Die Wechselwirkungen mit anderen Mitteln sind schwer vorauszusehen, gerade wegen der vielen anderen Alkaloide.

Schon in therapeutischen Dosierungen (über 0,2 mg pro Tag) treten nicht unerhebliche Nebenwirkungen auf: Depressionen, Albträume, Psychosen, Angstzustände, Müdigkeit, Abgeschlagenheit, Konzentrationsschwäche, Beeinträchtigung der Fahrtauglichkeit, Schwindel, Parkinson, Benommenheit, Kopfschmerzen, Hitzewallungen, Mundtrockenheit, verstopfte Nase, Potenzstörungen und Rhythmusstörungen.

Diese sehr häufig auftretenden Nebenwirkungen bei Dosierungen, die den Blutdruck senken, führen dazu, dass man sehr niedrig dosiert. Dann aber sinkt der Blutdruck kaum, der Patient hat lediglich die scheinbare Sicherheit, er würde ein pflanzliches, also ein »gutes« Mittel einnehmen.

geringe therapeutische Breite

Die starken Nebenwirkungen haben dazu geführt, dass es kaum noch Reserpin-haltige Mittel auf dem Markt gibt – und diejenigen, die noch zu haben sind, sind unterdosiert. In den Empfehlungen der europäischen Blutdruck-Fachgesellschaften ist Rauwolfia schon seit Jahrzehnten nicht mehr zu finden. In einem Standardwerk der Phytotherapie ist zu lesen, dass Extrakte dieser Pflanze wegen der geringen therapeutischen Breite nicht die Sicherheitskriterien erfüllen, die von einem guten Phytopharmakon gefordert werden müssen.

Eventuell noch erhältliche Mittel (Arte Rautin®, Homviotensin®) sollten nicht zur Behandlung des hohen Blutdrucks Verwendung finden. Ein Mittel zu nehmen mit dem Argument, es sei pflanzlich und deshalb gut, dabei aber starke Nebenwirkungen oder eine unzureichende Wirkung in Kauf zu nehmen, ist heute obsolet und mit den Ansprüchen einer seriösen ganzheitlichen Medizin nicht vereinbar.

Ölbaumblätter und Mistel

Begleittherapie mit Mistel

Für die Anwendung von getrockneten Blättern des Ölbaumes sowie für die orale Gabe von Mistel fehlen seriöse Studien, die die Wirksamkeit gegen hohen Blutdruck nachweisen. Mistel als Tee oder als Medikament kann als Begleittherapie gegeben werden. Dies kann eine positive Wirkung auf Beschwerden wie Schwindel, Kopfschmerzen oder Reizbarkeit haben – Beschwerden, die aber meist durch eine gute Blutdrucksenkung sowieso verschwinden.

Rhododendronblätter

Rhododendronblätter enthalten die blutdrucksenkenden Grayanotoxine. Diese sind stark giftig und verursachen Übelkeit, Erbrechen, Durchfall, bei höherer Dosierung eine Muskel- und Atemlähmung. Als pflanzliches Mittel gegen Bluthochdruck sind Rhododendronblätter ungeeignet.

Weißdorn (Crataegus)

Mittel wie beispielsweise Asgoviscum® (aus Mistel, Weißdorn und Knoblauch) sind so niedrig dosiert, dass kaum eine messbare Wirkung zu erreichen ist.

Weißdorn ist ein in Deutschland weit verbreiteter Strauch aus der Familie der Rosengewächse. Er ist eines der am besten untersuchten und belegten Phytotherapeutika.

gute Verträglichkeit

Weißdorn ist sehr gut verträglich, verursacht auch in hohen Dosen keine Nebenwirkungen und hat eine sehr große therapeutische Breite. Die wichtigsten Inhaltsstoffe sind die Flavonoide und die Procyanidine.

positive Effekte

Weißdorn verstärkt die Kontraktionskraft des Herzens, ohne einen höheren Sauerstoffbedarf zu erzeugen, er reduziert die Häufigkeit von Rhythmusstörungen, senkt die Herzfrequenz, verbessert die Durchblutung des Herzmuskels über eine Erweiterung der Herzkranzgefäße (indem er die endotheliale Freisetzung von Stickstoffmonoxid anregt und dessen Abbau hemmt, wodurch die Entspannung der Herzkranzgefäße gefördert wird), er senkt den peripheren Gefäßwiderstand, erhöht die Gefäßelastizität und reduziert die Thrombozytenaggregation, wirkt also der Bildung von Thrombosen entgegen.

Er ist ein guter Radikalfänger, wirkt arteriosklerotischen Prozessen entgegen und reduziert die Sterblichkeit aufgrund von Herz-Kreislauf-Erkrankungen.

Weißdorn ist ein nahezu universelles Herzmittel und kann bei Herzinsuffizienz, Altersherz und Hypertonie eingesetzt werden. Auch wenn es den Blutdruck nur wenig senkt, trägt es über die Verminderung des Gefäßwiderstandes dazu bei, die Gefäßsteifigkeit zu normalisieren. Da das Herz bei Bluthochdruck bzw. der Muskel der linken Herzkammer immer mehr oder weniger minderdurchblutet ist (linksventrikuläre Hypertrophie, siehe Seite 73), ist die Gabe von Weißdorn eine ausgezeichnete Grundbehandlung bei Menschen mit hohem Blutdruck. Um seine Wirkung entfalten zu können, muss er in Dosen von 600 bis 900 mg pro Tag oder sogar noch höher gegeben werden. Der Patient braucht Geduld, da das Mittel erst nach 5 bis 6 Wochen seine volle Wirkung entfaltet. Das einzige hochdosierte Mittel ist Crataegutt® (mit 450 oder 600 mg pro Tablette erhältlich).

nahezu universelles Herzmittel

Dosierung

Knoblauchzwiebeln

Knoblauch gehört zur Familie der Liliengewächse. Diese uralte Heilpflanze hat sich bis heute gehalten und wird in großen Mengen verwendet. Die ersten Hinweise als Heilpflanze stammen aus der Steinzeit, und auch in der ägyptischen Medizin war er als solche bekannt. Die therapeutische Wirkung beruht auf einer Vielzahl von Inhaltsstoffen, die in der Summe die Wirkung erzielen. Knoblauch zeigt eine antimikrobielle sowie eine pilztötenden Wirkung, er senkt den Gehalt von Fetten im Blut, hat eine fibrinolytische Wirkung (er hilft, Gerinnsel aufzulösen), er hemmt die Verklebung der Blutplättchen und hat einen milden blutdrucksenkenden Effekt.

Dieser beträgt nach einigen Studien 4 bis 10 %. Diese milde Wirkung reicht jedoch für eine gezielte blutdrucksenkende Therapie bei Patienten mit Hypertonie nicht aus. Nehmen wir noch die Nebenwirkungen hinzu (siehe unten), so kann Knoblauch nicht als »natürliches Mittel« gegen Bluthochdruck empfohlen werden.

Wirkung reicht nicht aus

Die Lipidsenkung beträgt je nach Studie 5 bis maximal 12 %. Knoblauch zeigt blutgefäßerweiternde Effekte, er steigert die Stickstoffmonoxid-Synthese, senkt die Pulswellengeschwindigkeit und zeigt darüber hinaus eine antioxidative Wirkung.

Knoblauch scheint aufgrund des Gesamtprofils ein typisches mildes »Arteriosklerose-Mittel« und gleichzeitig ein gutes Medikament zur »natürlichen«

Senkung des Cholesterinwertes zu sein, mit der nicht zu vernachlässigenden Geruchskomponente. Die notwendige Dosis bzw. Tablettenmenge (900 bis 1.200 mg Knoblauchpulver bzw. mindesten 6 Tabletten am Tag) ist ebenso beachtlich. Trotz dieser recht hohen Dosen entfaltet er erst nach längerer Zeit eine Wirkung. Dabei treten häufig Nebenwirkungen auf: Übelkeit, Erbrechen, Durchfälle, Asthmaanfälle, Nierenfunktionsstörungen sowie Hauterscheinungen. Wichtig ist aber auch der penetrante Geruch, der dabei auftritt – für die meisten Patienten eine sehr lästige und nicht tragbare Nebenwirkung, da sie die sozialen Kontakte beeinträchtigt.

Nebenwirkungen

Artischockenblätter

Artischockenblätter zeigen einen choleretischen Effekt, sie fördern also den Gallenfluss und werden deshalb bei Verdauungsstörungen eingesetzt. Der Extrakt aus Artischockenblättern hemmt die Synthese von Cholesterin sowie die Oxidation des LDL-Cholesterins – ein wichtiger Vorgang im Arteriosklerose-Prozess – und hat einen Schutzeffekt auf Leberzellen. In Studien konnte ermittelt werden, dass der Extrakt in hohen Dosen in der Lage ist, den Cholesterinwert um etwa 10 bis 18 % zu senken. Man muss allerdings 1.800 mg Extrakt pro Tag einnehmen, das sind 5 bis 6 Tabletten eines hochdosierten Präparats.

hohe Zahl an Tabletten

Die Senkung des Cholesterinwertes ist für eine gute Blutdruckbehandlung unerlässlich, um Verhärtungen der Blutgefäße entgegenzuwirken und deren Elastizität zu fördern. Will man dies mit Artischocke und Knoblauch versuchen, so muss man etwa 10 Tabletten am Tag einnehmen und hat vom Knoblauch einen unangenehmen Geruch. Die Senkung des Cholesterinwertes liegt bei etwa 10 bis 15 %.

Um eine effektive Verbesserung zu erreichen, muss das Gesamtcholesterin unter 200 mg/dl gebracht werden. Dies ist leider mit Knoblauch und Artischocke kaum möglich. Der »Preis« ist den meisten Patienten zu hoch – viele Tabletten am Tag und penetranter Geruch. Dabei darf nicht vergessen werden, dass es sich hierbei um »zusätzliche« Tabletten handelt, denn für die effektive Blutdrucksenkung nimmt der Patient bereits einige Tabletten ein.

Mit den heute zur Verfügung stehenden Mitteln (siehe Seite 132ff.) kann man die Bildung des Cholesterins in der Leber effektiv unterdrücken, und zwar mit einer Tablette am Tag. Bei guten Mitteln tritt zusätzlich eine Reihe positiver Nebeneffekte auf. Der Cholesterinwert sinkt dabei um etwa 40 %, und die allermeisten Patienten vertragen die Statine problemlos.

Curcuma und Grüner Tee

Die Daten zum *Curcumawurzelstock* und zum *Grünen Tee* hinsichtlich der Blutdruck- und der Cholesterinwertsenkung sowie ihres Einflusses auf Herz-Kreislauf-Erkrankungen sind zu widersprüchlich, der positive Effekt auf den Cholesterinwert zu gering, als dass eine generelle Empfehlung ausgesprochen werden könnte.

widersprüchliche Daten

Indische Flohsamen

Viele Menschen leiden unter einer chronischen Verstopfung. Flohsamen haben ein sehr hohes Quellvermögen (Weizenkleie quillt auf das 1,8-Fache, Flohsamen dagegen auf das 40-Fache) und werden daher gerne eingenommen. Ihr Quellvermögen entfalten sie mithilfe von viel Flüssigkeit, der Stuhl wird geschmeidiger, weicher, die Peristaltik (Darmbewegung) wird angeregt, der Stuhlgang geht leichter. Da sie nicht resorbiert werden, können Flohsamen unbedenklich über längere Zeit eingenommen werden. Als positiven Nebeneffekt können sie Kohlenhydrate binden und so den Blutzuckerspiegel leicht senken; sie können aber auch Cholesterin binden und so die Cholesterinaufnahme aus dem Darm vermindern (siehe auch Seite 131).

Bindung von Cholesterin

Soja

Sojaprodukte enthalten an gesundheitlich relevanten Substanzen vor allem sekundäre Pflanzenstoffe (Isoflavone, Phytosterine) sowie mehrfach ungesättigte Fettsäuren. Die vorbeugenden Effekte in Bezug auf Wechseljahresbeschwerden sowie die Schutzeffekte gegen Brust-, Gebärmutter- und Prostata-Krebs sind gut dokumentiert und bekannt.

Hier interessieren mehr folgende Effekte: Der Verzehr von Sojaprodukten lässt den Cholesterin- und Triglyceridwert sinken, ebenso das LDL-Cholesterin; das HDL-Cholesterin steigt leicht. Die Risiken eines Herzinfarktes und eines Schlaganfalls sinken um 30 bis 40 %. Voraussetzung ist allerdings, dass man über viele Jahre hinweg und möglichst schon in jüngeren Jahren Sojaprodukte zu sich nimmt, und zwar mindestens 20 bis 60 g Soja pro Tag. Ein großes Glas Sojadrink (0,33 Liter) entspricht 11 g Sojaproteinen.

langfristige Wirkung

Aroniabeere

Der Aroniabeere wird eine milde blutdrucksenkende Wirkung zugeschrieben. Untersuchungen hierzu gibt es leider nicht.

Lavendelöl

Lavendelöl löst Ängste

Hochdosierte Lavendelöl-Kapseln (beispielsweise Lasea®) sind hilfreich bei Ängsten. Sie können Ängste ebenso lösen wie schulmedizinische Mittel, ohne aber eine dämpfende Wirkung oder eine Abhängigkeit zu erzeugen.

Ginkgo biloba

»lebendes Fossil«

Ginkgo biloba ist eine ganz besondere Pflanze und wurde von Darwin als »lebendes Fossil« bezeichnet, da sie sich seit dem Tertiär nicht verändert hat. Sie stammt ursprünglich aus Asien, ist heute aber auch in unseren Breiten oft zu finden. Sie nimmt eine Sonderstellung zwischen Nadelbäumen und Laubbäumen ein, ist resistent gegen Trockenheit, Hitze und Luftverunreinigung.

positive Effekte

Extrakte aus dieser Pflanze zeigen eine ausgezeichnete vorbeugende Wirkung gegen den geistigen Abbau und somit gegen Demenz. Hier interessieren uns die Wirkungen auf das Herz-Kreislauf-System. Ginkgo steigert die Freisetzung von Stickstoffmonoxid (NO), ist ein starker Radikalfänger und hat somit antioxidatorische Wirkung. Plasma- und Blutviskosität werden gesenkt, sodass die Fließfähigkeit verbessert wird; er hemmt die Blutplättchenaggregation, wodurch die Neigung zu Gerinnseln vermindert wird, er verbessert die Verformbarkeit der roten Blutplättchen, die Fibrinogenkonzentration im Blut (die eine Aussage über die voraussichtliche Sterblichkeit aufgrund von Herz-Kreislauf-Erkrankungen erlaubt) wird um etwa 13 % gesenkt, und der Lipoprotein(a)-Wert (ein medikamentös leider kaum beeinflussbarer Risikofaktor für die Entwicklung arteriosklerotischer Prozesse, siehe Seite 68) kann um bis zu 23 % gesenkt werden. Bei Verengungen der Beingefäße verbessert Ginkgo die schmerzfreie Gehstrecke um 40 bis 120 %.

Lipoprotein(a)

Im Endergebnis verbessert Ginkgo die Funktion des Endothels (der inneren Schleimhautschicht der Blutgefäße), ebenso die Durchblutung und die Fließfähigkeit des Blutes sowohl in der Mikro- als auch in der Makrozirkulation, und er reduziert die Gefäßsteifigkeit. Als Präparat kann Tebonin® 240 mg empfohlen werden.

Heilerde

Heilerde wird eine senkende Wirkung auf Cholesterinwert und Blutdruck zugesprochen. Der Effekt ist zu gering, sie kann daher nicht empfohlen werden.

Orthomolekulare Medizin

»Orthomolekulare Medizin ist die Erhaltung guter Gesundheit und die Behandlung von Krankheiten durch Veränderung der Konzentration von Substanzen im menschlichen Körper, die normalerweise im Körper vorhanden und für die Gesundheit erforderlich sind«, so der zweifache Nobelpreisträger Linus Pauling, der Begründer dieser Medizinrichtung. Gemeint sind Vitamine und Mikronährstoffe.

Vitamine und Mikronährstoffe

Eine obst- und gemüsereiche gesunde Ernährung sollte den Vitaminbedarf des Organismus abdecken. Dies entspricht aber leider nicht der Realität. Durch viele Faktoren (Monokulturen, Überdüngung, Klima, frühe Ernte, lange Transportwege, Konservierung und Lagerung, schließlich Zubereitung im Haushalt) sind in Nahrungsmitteln sehr oft nur noch Spuren von Vitaminen enthalten. So kommt es, dass die meisten Menschen in Mitteleuropa einen zum Teil erheblichen Vitaminmangel aufweisen. Wir haben gewissermaßen einen Mangel im Überfluss.

geringer Vitamingehalt in Nahrungsmitteln

Um positive Effekte auf das Herz-Kreislauf-System zu erreichen, sollten Vitamine zusätzlich zugeführt werden. So liegt die empfohlene Tagesdosis *Vitamin C* bei Herz-Kreislauf-Erkrankungen bei 500 bis 3.000 mg. – Um aber nur 500 mg Vitamin C einzunehmen, müsste man 1 kg Zitronen am Tag verzehren oder 1 kg Orangen, oder aber 4 bis 5 kg Äpfel! Solche Beispiele zeigen die Grenzen der Machbarkeit auf.

Vitamin C

Vitamine wirken antioxidativ, sie vermindern also die freien Radikale und reduzieren die Oxidation von Lipiden.

- Der Zusammenhang zwischen einem *Vitamin-C*-Mangel und Herz-Kreislauf-Schäden ist schon lange bekannt. Die Gabe von Vitamin C vermindert bei langjähriger Einnahme die Rate der Koronaren Herzerkrankungen und des Schlaganfalls um 26 bis 50 %. Dies liegt daran, dass Vitamin C die endotheliale Dysfunktion verbessert (also die Vorgänge an der innersten Schleimhautschicht der Blutgefäße), die Bioverfügbarkeit von Stickstoffmonoxid (NO) erhöht und die Gefäßsteifigkeit vermindert. Bei 500 g Vitamin C am Tag reduziert sich der Blutdruck um ca. 9 %, der Cholesterinwert sinkt um 10 bis 20 %.

- *Vitamin E* verbessert die endotheliale Dysfunktion und erhöht die Gefäßelastizität, insbesondere in Kombination mit Vitamin C.
- B-Vitamine
  Die *Vitamine* B_6, B_{12} und *Folsäure* senken den Homocysteinspiegel (siehe auch Seite 67f.).
- *Vitamin* B_3 (Nikotinsäure) senkt das Lipoprotein(a), die Triglyceride, das LDL-Cholesterin und steigert das »gute« HDL-Cholesterin.
- *L-Carnitin* verbessert die Herzfunktion, vermindert den Sauerstoffverbrauch des Herzens, senkt den Triglyceridspiegel und erhöht den des »guten« Cholesterins.
- *Coenzym Q10* verbessert die Leistungsfähigkeit des Herzens. Es sollte bei der Verordnung von Statinen zur Cholesterinsenkung nicht fehlen, da es die seltenen Muskelschmerzen verhindert.
- *L-Arginin* steigert die Bildung von Stickstoffmonoxid (NO), erhöht die Gefäßelastizität und kann dadurch Potenzprobleme beim Mann reduzieren.
- Omega-3-Fettsäuren
  Omega-3-Fettsäuren schützen die innerste Schleimhautschicht der Blutgefäße (Endothel), senken den Blutdruck, reduzieren die Fibrinogenbildung, hemmen die Blutplättchenaggregation, fördern die Bildung von Stickstoffmonoxid (NO), erweitern die Blutgefäße, verbessern die Blutfettzusammensetzung, senken das Lipoprotein(a) und wirken Rhythmusstörungen entgegen. Über diese vielfältigen Wirkmechanismen wird verständlich, dass die Gabe von Omega-3-Fettsäuren (1 bis 6 g am Tag) die Rate der tödlichen Herzinfarkte um etwa 30 % reduziert.
  Das schädliche Lipoprotein(a) kann durch Vitamin C, Omega-3-Fettsäuren, Ginkgo biloba und Nikotinsäure reduziert werden.

Fülle von Präparaten

Viele Patienten »quälen« sich regelrecht mit einer Fülle von einzelnen Vitamintabletten, die im Reformhaus oder im Supermarkt gekauft wurden – oft in falscher und unzureichender Dosierung. Es gibt aber die bessere Möglichkeit, das Notwendige in einem einzigen Präparat einzunehmen (beispielsweise Ortho procardio®). L-Arginin muss aber separat (zum Beispiel als Pascovasan®) eingenommen werden.

besseres Wohlbefinden

In den meisten Fällen ist es sinnvoll, Vitaminpräparate einzunehmen, als Ergänzung und Vervollständigung, in ein Gesamtkonzept integriert. Neben den soeben geschilderten Effekten fühlt sich der Patient subjektiv besser, leistungsfähiger, und Infekte treten seltener auf.

- *Magnesium* (300 mg am Tag) kann den Blutdruck um bis zu 10 mmHg senken. Einige Patienten bekommen aber bei dieser Dosierung Durchfall.
- Die Gabe von *Vitamin D* hat hingegen keinen blutdrucksenkenden Effekt.

Einige Mittel aus der homöopathischen Medizin

Diese Mittel sind je nach individueller Situation des Patienten eine gute Begleitbehandlung – eine effektive Blutdrucksenkung lässt sich aber alleine mit diesen Mitteln in den allermeisten Fällen nicht erreichen, allenfalls bei Blutdruckwerten im Grenzbereich.

gute Begleitbehandlung

Eine ausführliche Besprechung würde den Rahmen sprengen. Ich werde daher die wichtigsten Mittel mit einigen homoöpathischen Indikationen nennen.

- *Viscum Pentarkan® H* enthält Mistel (Viscum album), Mutterkorn (Secale cornutum), Bergwohlverleih (Arnica montana) und Weißdorn (Crataegus). In Tropfenform gegeben, kann es die blutdrucksenkende Wirkung anderer Mittel unterstützen. Außerdem kann es helfen, die arteriosklerotischen Prozesse in den Gefäßen aufzuhalten.
- *Mistel (Viscum album)* hilft bei Schwindel und Kopfschmerzen.
- *Eisenhut (Aconitum napellus)* wird bei Menschen eingesetzt, deren Blutdruck in die Höhe schnellt, bei Menschen mit großer Angst und Unruhe.
- *Bergwohlverleih (Arnica montana)* lindert das Gefühl der Zerschlagenheit am ganzen Körper, das vor allem nach Anstrengung und nachts auftritt, und hilft bei Nasenbluten.
- *Tollkirsche (Atropa belladonna)* findet bei Gesichtsrötung und Blutandrang im Kopf Anwendung, beim Pulsieren der Gefäße, vor allem, wenn die Beschwerden plötzlich auftreten und sich bei Ruhe bessern.
- *Kobra (Naja tripudians)* ist bei krampfartigen Schmerzen am Herzen, erhöhtem Blutdruck, Angst und Erregungszuständen indiziert.
- *Kupfer (Cuprum)* wird bei Gefäßkrämpfen eingesetzt.
- *Gold (Aurum)* lindert Ängste, Depressionen und Unruhe, Blutandrang im Kopf, Ohrensausen und Rhythmusstörungen.
- *Königin der Nacht (Cactus grandiflorus)* hilft bei stechenden, in den Arm ausstrahlenden Schmerzen.
- *Blei (Plumbum metallicum)* hat sich bei der Hypertonie blasser, magerer Menschen mit fortgeschrittener Arteriosklerose bewährt.
- *Buschmeister (Lachesis muta)* hilft bei Angina pectoris mit Atemnot.

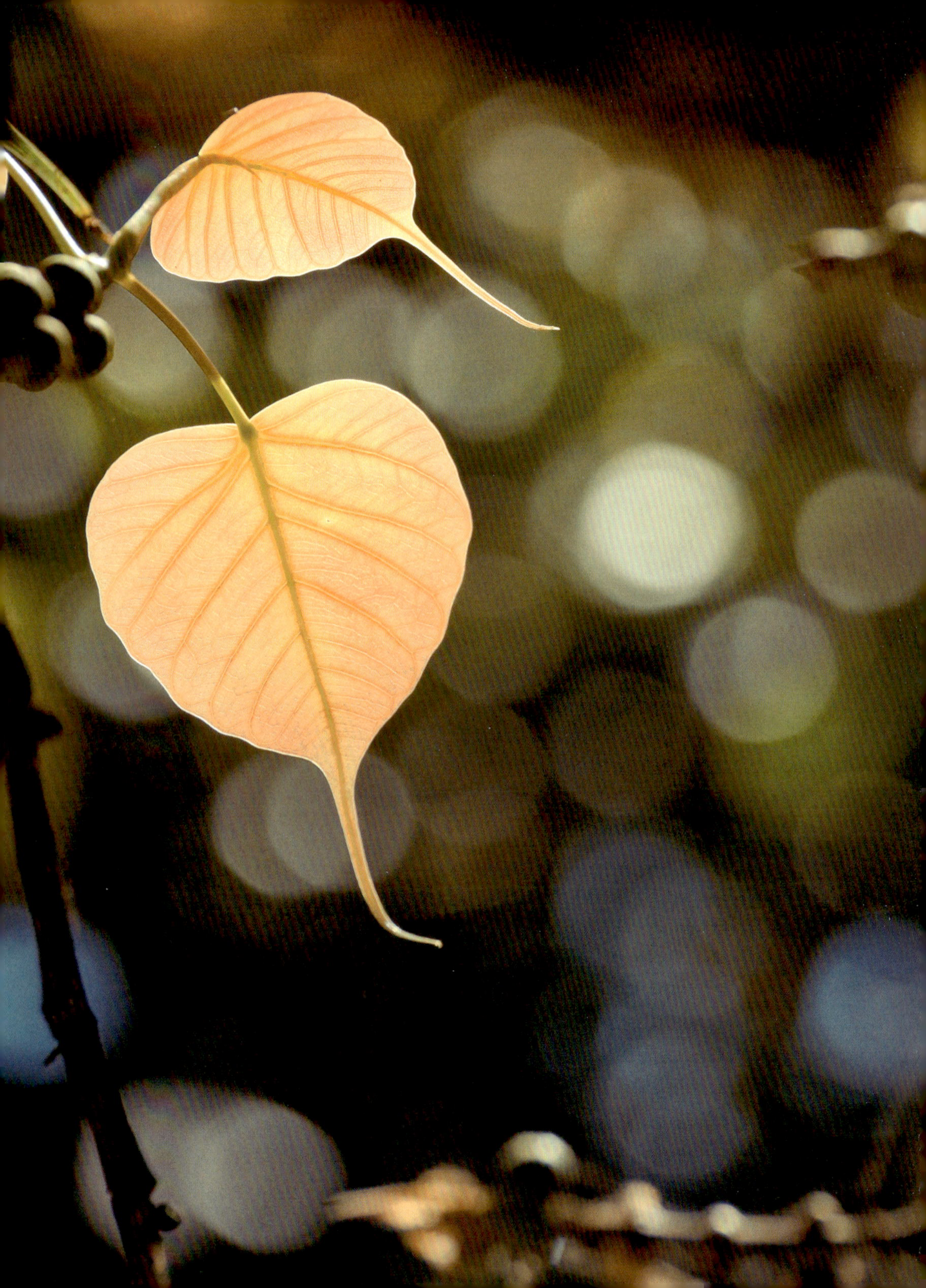

- *Vertigoheel®* (mit den Wirkstoffen Anamirta cocculus, Conium maculatum, Ambra grisea, Petroleum rectificatum) hat sich bei Schwindel und Tinnitus sehr gut bewährt, sowohl in Tablettenform als mittels Infusion gegeben. Selbstredend muss ein erhöhter Blutdruck streng gesenkt werden.
- *Neurapas® balance* (das Johanniskraut, Baldrianwurzel und Passionsblume enthält) ist ein wirksames Mittel bei Unruhe, aber auch bei Schlafstörungen, ohne Nachhang am nächsten Morgen.

Anthroposophische Medizin

Berücksichtigung weiterer Aspekte

Die Anthroposophische Medizin versteht sich als Erweiterung der sogenannten Schulmedizin, nicht als Ersatz derselben. Sie berücksichtigt zusätzliche Aspekte, beschränkt sich nicht auf das Physische, betrachtet nicht alleine das Messbare, Wiegbare, Zählbare. Wenn es heißt, der Mensch bestehe aus Leib, Seele und Geist, so nimmt die Anthroposophische Medizin alle drei Aspekte sehr ernst. Wie die Leiblichkeit und das Seelische kompliziert und differenziert sind, wird seit Jahren erforscht; geistige Aspekte und Gesetzmäßigkeiten werden genauso untersucht und bei Diagnose und Therapie berücksichtigt.

Man spricht von einer Ich-Organisation, die als geistige Kraft die Vorgänge im Körper koordiniert, ihnen einen Sinn und ein Ziel gibt. Sie individualisiert uns, bis in die feinsten Gliederungen des physischen Aufbaues hinein. Sie wirkt vornehmlich über die Wärme-Vorgänge.

Der Astralleib ist Träger seelischer Regungen, des Bewusstseins, er impulsiert Vorgänge im Körper, beispielsweise den Blutdruck.

Der Ätherleib ist Träger aller Lebensvorgänge, er wirkt über das Flüssige.

Der physische Leib ist das Gewordene, das Feste, die tragende Struktur.

Zusammenspiel der Wesensglieder

Gesundheit und Krankheit stehen in einer Wechselbeziehung mit dem Zusammenspiel dieser Wesensglieder, eine Krankheit kann durch deren inadäquates Ineinanderwirken bedingt sein.

rhythmische Phänomene

Rhythmische Phänomene beim Menschen sind schon lange bekannt: Temperatur, Puls, Blutdruck, Ausscheidungen und Hormonausschüttungen schwanken in je typischer Weise. Starre hat in den meisten Fällen eine krankhafte Bedeutung: Gerade im Pendeln zwischen Wachen und Schlafen, Ein- und Ausatmen besteht das Wesentliche. Rhythmus ermöglicht das dynamische Gleichgewicht zwischen den verschiedenen Kräften im Organismus.

Im Herz-Kreislauf-System finden wir das Rhythmische gleichsam strukturiert vor.

Venen

Die Venen, die das Blut aus der Peripherie zum Herzen führen, haben eine dünne Wand, zeigen einen sehr niedrigen Druck, der Blutfluss ist langsam, kontinuierlich, sie nehmen aber sehr viel Volumen auf: Weit über 70 % des Blutvolumens finden wir im Venensystem. Die Venen sind anpassungsfähig, je nach Bedarf können sie Blut aufnehmen, ohne Druck aufzubauen. Ein- und Ausatmung sowie die Betätigung der Beinmuskulatur beeinflussen sowohl den Fluss als auch das Volumen. Sie zeigen den Gestus der Diastole, der Entspannung, der Aufnahme, des Loslassens.

Arterien

Die Arterien hingegen, die das Blut aus dem Herz in die Peripherie leiten, haben eine dickere Wand, der Fluss ist schnell, diskontinuierlich, der Druck ist vergleichsweise hoch. Die gemessenen Blutdruckwerte geben den Druck im arteriellen System wieder. In diesem arteriellen System finden wir nur etwa 15 % des gesamten Blutvolumens!

Arteriosklerose

Arterien können im Unterschied zu den Venen verkalken. Wir sprechen dann von Arteriosklerose. Der Gestus der Anspannung, der Impulsierung, der Kontraktion ist im arteriellen System zu Hause.

Im Nerven-Sinnes-System dominieren Abbauvorgänge, hier findet kaum eine Zellregeneration statt. Der Liquor, die Flüssigkeit, in der Gehirn und Rückenmark »schwimmen«, ist klar und steril, die Sinnesorgane selbst sind wenig durchblutet. Demgegenüber finden in den Stoffwechselorganen (Leber, Magen, Darm) Aufbauvorgänge statt. Neben dem Stoffwechsel selbst (mit Bildung und Umbildung der Stoffe) erneuert sich beispielsweise die Schleimhaut des Darmes alle 48 Stunden komplett, der Dickdarm ist mit Mikroorganismen besiedelt.

das Herz vereint beide Prinzipien: Zusammenziehung und Entspannung

Im Herz sind diese beiden Prinzipien vereint: Die Systole (Zusammenziehung) gibt den arteriellen Gestus wieder, die Diastole (Entspannung) den venösen. Beide sind lebensnotwendig, im richtigen Verhältnis. Die Systole, man könnte sagen die »Pumpfunktion«, ist keineswegs das Wichtigste; sie beträgt zeitlich gesehen etwa ein Drittel des Herzzyklus – das Loslassen, die Diastole hingegen zwei Drittel! In der Diastole wird die Herzmuskulatur durchblutet. In der Systole findet fast kein Blutfluss in den Koronararterien statt, die Abbauvorgänge erniedrigen den pH-Wert im Herzmuskel bis auf 6,7 (bei 6,2 treten bereits Zellnekrosen im Sinne eines Infarktes auf). Die Diastole hat etwas Belebendes, Aufbauendes, die Systole hingegen etwas Abbauendes. Das eine ist ohne das andere nicht mit dem Leben kompatibel.

Das Herz ist mehr als eine Pumpe: Erst wenn es durch das zuströmende Blut gefüllt ist (diastolische Funktion), kann es sich zusammenziehen und das Blut in den Körper schicken (systolische Funktion).

... mehr als eine Pumpe

Wird die Ich-Organisation zu schwach, so wirkt der Astralleib unkontrolliert und zu stark in den Organismus hinein. Stoffwechselprodukte fallen als Abbauprodukte aus dem sinnvollen Ganzen heraus: Es treten Verdickungen, Versteifungen und Ablagerungen an allen Organen auf; am Gefäßsystem sind sie als Wandverdickungen und Plaques gut zu sehen. Der hohe Blutdruck ist gleichsam die typische Situation für ein »Zu-fest-Werden«, für ein zu starkes Eintauchen und Eingreifen des Astralleibes und des Ichs in das Lebendige, Fließende. Der Astralleib lebt gerade in dem Druck. Abbauende, sklerotische Prozesse greifen zu stark in das Gefäßsystem ein. Die Gefäße werden steif, brüchig, es lagert sich Festes ein (Cholesterin und Kalk), im Laufe der Zeit treten dann die unerwünschten Folgen auf (Schlaganfall, Herzinfarkt, Demenz, Nierenfunktionsstörungen und vieles mehr, siehe Seite 57ff.).

verstärktes Eingreifen des Astralleibes

Vieles trägt dazu bei: Auf dem Boden von Konstitution und Temperament wirken dann die genannten Faktoren ein (Übergewicht, mangelnde Bewegung, Rauchen, Fernsehkonsum, negativer Stress (Disstress), Geräusche, Cholesterin, Salzkonsum, auch familiäre Belastung usw., siehe Seite 39ff.), die alle zu einem verstärkten Eingreifen des Astralleibes führen.

Salz hat beispielsweise die Eigenschaft, Bewusstseinsprozesse (Astralleib) zu fördern, das Seelische stärker an den Körper zu binden und daher wach zu machen. Wenn Seelisches zu stark ans Physische gebunden wird, nicht mehr schwingen kann, entstehen Verhärtungsprozesse – als Arteriosklerose bekannt.

Wirkung von Salz

Wir benötigen einen Blutdruck in der adäquaten Höhe, um Bewusstsein entwickeln und halten zu können; Lebens- und Wachstumsvorgänge allein sind bei viel niedrigerem Blutdruck sehr gut möglich (wie beispielsweise in der gesamten Embryonalphase).

Bewusstsein

Die Therapie besteht darin, die Ich-Organisation wieder in den Stand zu bringen, die nötige Herrschaft über den Astralleib auszuüben und damit die sinnvolle Koordination des Ganzen zu übernehmen.

Da wir es zum Zeitpunkt der Diagnose so gut wie immer mit fest gewordenen, zu Ende gekommenen Prozessen zu tun haben (der hohe Blutdruck entsteht über viele Jahre, Organschäden treten zunächst unmerklich auf), ist auf der Prozess-Ebene, auf der funktionellen Ebene alleine nicht das gewünschte Ziel zu erreichen, nämlich ein Blutdruck von etwa 130 mmHg systolisch, wie es Rudolf Steiner schon 1923 gefordert hatte, sowie die Vermeidung weiterer Organschäden. Medikamente müssen als hilfreiche »Krücke« betrachtet werden, genauso wie wir beispielsweise dankbar eine Lesebrille verwenden.

hilfreiche »Krücken«

So kann die Bewegung all ihre geschilderten positiven Effekte bewirken, weil der Astralleib durch sie wieder schwingungsfähig wird und so das rhythmische System wieder freilässt.

Wenn sich ein höherer Blutdruck eingestellt hat, kann man daher einiges am eigenen Leben ändern, aber man muss meist Medikamente dazunehmen – Änderungen des Lebensstils sind sehr hilfreich und notwendig, reichen alleine aber zu diesem Zeitpunkt nicht mehr aus.

Es wäre ein Fehler, die eigene Persönlichkeit ändern zu wollen, das eigene Leben neu erfinden zu wollen – man sollte vielmehr anstreben, die gravierendsten Einseitigkeiten so weit wie möglich zu beseitigen oder abzumildern. Der nicht selten gegebene Ratschlag, man solle den Beruf wechseln, schlägt meist fehl, weil man sich selber und die Art, auf Anforderungen zu reagieren, weil man seine Temperamenteigenschaften nicht ändern kann und auch nicht sollte – man kann sich selber nicht »neu erfinden«.

Medikamente

Die wichtigsten anthroposophischen Medikamente, die hilfreich sein können, aber den Blutdruck selber nur gering beeinflussen, sind folgende:

- *Neurodoron*® (mit den Wirkstoffen Kalium phosphoricum, Gold und Ferrum-Quarz) ist bei Stress, nervöser Überreizung und Unruhe hilfreich.
- *Avena sativa comp.* (*Calmedoron*®; es enthält Hafer, Hopfenzapfen, Baldrian, Passionsblume und Kaffee) hat eine ähnliche Wirkung.
- *Cardiodoron*® (mit Wiesenschlüsselblume, Bilsenkraut und Eselsdistel) ist bei Störungen vegetativer Rhythmen, bei Herzrhythmusstörungen sowie bei hohem Blutdruck gleichsam als eines der Basismittel zu betrachten.
- *Gold* alleine oder in Kombination mit Cardiodoron® ist oft hilfreich.
- *Cardiodoron*® / *Magnesium phosphoricum acidum* ist besonders bei Krämpfen und bei Angina pectoris angebracht.
- Bei Herzklopfen, Angst und Rhythmusstörungen kann an *Aurum/Hyoscyamus comp.* oder an *Aurum/Lavandula comp.* gedacht werden. *Hyoscyamus* (Bilsenkraut) kann bei Menschen angebracht sein, die stark unter seelischem Druck stehen.

- Stehen Unruhe und Anspannung im Vordergrund, so kann *Bryophyllum* (Brutblatt) in Pulverform gegeben werden.
- *Arnica/Betula comp.* kann sehr hilfreich sein, um Blutdruckspitzen zu vermeiden oder abzumildern.
- Bei Schlafstörungen kann auch *Hepatodoron®* abends gegeben werden.
- *Aurum/Belladonna comp.* ist besonders bei Bluthochdruck angebracht, der mit geröteter Haut einhergeht, *Viscum/Crataegus* ist eher bei Hypertonie mit blasser Haut angezeigt.
- *Scleron®* oder *Plumbum mellitum* können als Mittel gegen Sklerose angewendet werden, sinnvollerweise sollten sie aber in höherer Dosierung verabreicht werden (mindestens 3-mal 2 Tabletten pro Tag).

3-Typen-Konzept

Das sogenannte 3-Typen-Konzept soll hier nicht unerwähnt bleiben. Eine Reduzierung auf drei Typen mag in ihrer Vereinfachung auf den ersten Blick bestechend wirken, sie wird aber der Komplexität des Problems Bluthochdruck nicht annähernd gerecht. Die Blutdruckregulation sowie die Hypertonie sind sehr differenziert, hochkomplex facettiert, sehr individuell. Sie lassen sich nicht adäquat in drei Typen einteilen. Es erweckt den Eindruck, dass die Komplexität der arteriellen Hypertonie in die Steiner'sche Dreigliederung forciert wird, passend gemacht wird. Die vier Temperamente, die von großer Bedeutung sind, weil sie eher einen Hinweis geben, wie der Mensch auf Dinge reagiert, sind nicht annähernd berücksichtigt. Selbst diese könnten eine Vierer-Typologie nicht abgeben, weil es auch ein Pressen in ein Schema wäre, das nicht der komplexen Realität entspricht. Der hohe Blutdruck ist eher ein Ausdruck der Lebensart des modernen Menschen, ist ein Beispiel einer Zivilisationserkrankung.

komplexe Realität

Folgende Empfehlungen, die im 3-Typen-Konzept gegeben werden, gelten für alle gesunden Menschen, erst recht für die mit hohem Blutdruck, unabhängig von jeglicher Typisierung: rhythmischer Tagesablauf, einschließlich der Mahlzeiten, gesunde Ernährung, Reduzierung des Körpergewichts (etwa 80 % der Hypertoniker haben ein metabolisches Syndrom (siehe Seite 40f.), müssen also ihr Gewicht reduzieren), Bewegung ohne Stress und Ehrgeiz (die positiven Effekte, auch unter anthroposophischen Gesichtspunkten, haben wir besprochen, siehe Seite 94ff. und 124), Zurückhaltung in der Behandlung mit Betablockern und Diuretika (siehe Seite 138ff.). Diese Änderungen des Lebensstils sind für jeden Menschen empfehlenswert.

Medikamente sind »Krücken«, weil Prozesse bereits zu Ende gekommen und fest geworden sind.

Auch die sogenannte Schulmedizin will Änderungen der Lebensweise, kommt ohne sie nicht aus: Darin besteht kein Unterschied zur Anthroposophischen Medizin.

Weitere therapeutische Möglichkeiten

Der Carotis-Schrittmacher

komplizierte und unangenehme Methode

An den Halsschlagadern gibt es Strukturen, die an der Blutdruckregulation beteiligt sind. Werden diese mit hochfrequenten Impulsen behandelt, kann der Blutdruck gesenkt werden. Man muss dazu einen Schrittmacher implantieren, der mit einem Kabel an die Halsschlagader angelegt wird. Diese Methode ist sehr kompliziert durchzuführen, für den Patienten unangenehm. Sie wird seit einiger Zeit erprobt, aber voraussichtlich nicht in die Routinebehandlung Eingang finden.

Impfung

Langzeitfolgen schwer einschätzbar

Seit einigen Jahren wird versucht, durch eine Impfung Antikörper gegen Angiotensin II bilden zu lassen, um so die Aktivität des Renin-Angiotensin-Aldosteron-Systems zu vermindern. Ob diese Methode in der Praxis Bedeutung erlangen wird, ist noch unklar. Die Langzeitfolgen sind schwer einzuschätzen, da eine einmal angestoßene Antikörperbildung nicht mehr zu stoppen ist.

Die renale Sympathikus-Denervation

Therapieresistenz

Die »Nierenarterien-Ablation« oder besser: renale Sympathikus-Denervation ist eine neue Methode, die das Potenzial hat, sich zu etablieren. Der arterielle Blutdruck wird u. a. auch von den Nervenfasern des sympathischen Systems der Nieren reguliert. Bei Patienten mit einem therapieunempfindlichen Bluthochdruck (zu hohe Werte trotz dreier Medikamente in voller Dosierung, siehe Seite 28ff.) kann diese Methode angewendet werden.

Nach einer Lokalbetäubung an der Leiste wird ein Katheter über die Arterie bis in die Nierenarterie hochgeschoben. Dann wird durch Wechselstrom eine Temperatur von 60 bis 80° C erzeugt, um die Nervenbahnen der Nierenarterie zu zerstören. Die Prozedur dauert etwa 30 bis 60 Minuten und muss unter

Analgosedierung (einer Ausschaltung des Schmerzes bei gleichzeitiger Gabe von Beruhigungsmitteln) stattfinden, da sie schmerzhaft ist.

Es können Blutungen an der Leisten-Einstichstelle auftreten, selten Gefäßverletzungen (Dissektionen), Verengungen, Entzündungen oder Thrombosen. Insgesamt liegt die Komplikationsrate bei etwa 3 %.

Nach dem Eingriff reduziert sich im Verlauf von einigen Wochen der Blutdruck um 10 bis 27 mmHg systolisch und um etwa 10 mmHg diastolisch bei gleichbleibender medikamentöser Behandlung. Als positiver Nebeneffekt verbessert sich bei Diabetikern die Stoffwechsellage.

Langzeiteffekte noch unklar

Über Langzeiteffekte oder Probleme dieser Vorgehensweise wissen wir noch zu wenig. Bisherige Daten über wenige Jahre zeigen keine Probleme bei einem gleichbleibenden Effekt auf den Blutdruck. Einige neuere größere Studien haben allerdings über den erhofften Vorteil dieser Methode Zweifel aufkommen lassen. Als Routine ist sie sicher nicht zu sehen. Bei den seltenen Patienten mit therapieresistentem Blutdruck wird sie aber eine ernst zu diskutierende Möglichkeit bleiben. Auch dann sollte sie gleichsam als letzter Ausweg dienen und zunächst eine gut bergründete Ausnahme bleiben. Weitere Studien müssen abgewartet werden.

nur als letzter Ausweg

Die Auswirkungen auf den Blutdruck liegen in der Größenordnung, wie sie – zusätzlich zur Medikamentengabe – durch eine konsequente Lebensstiländerung erreicht werden können: Bewegung, Gewichtsreduktion, Rauchen, Ernährung, Salzrestriktion. Diese Umstellung ist aber für die meisten Patienten unbequem.

Die wichtigsten Medikamente zur Blutdrucksenkung werden auf Seite 137ff. besprochen.

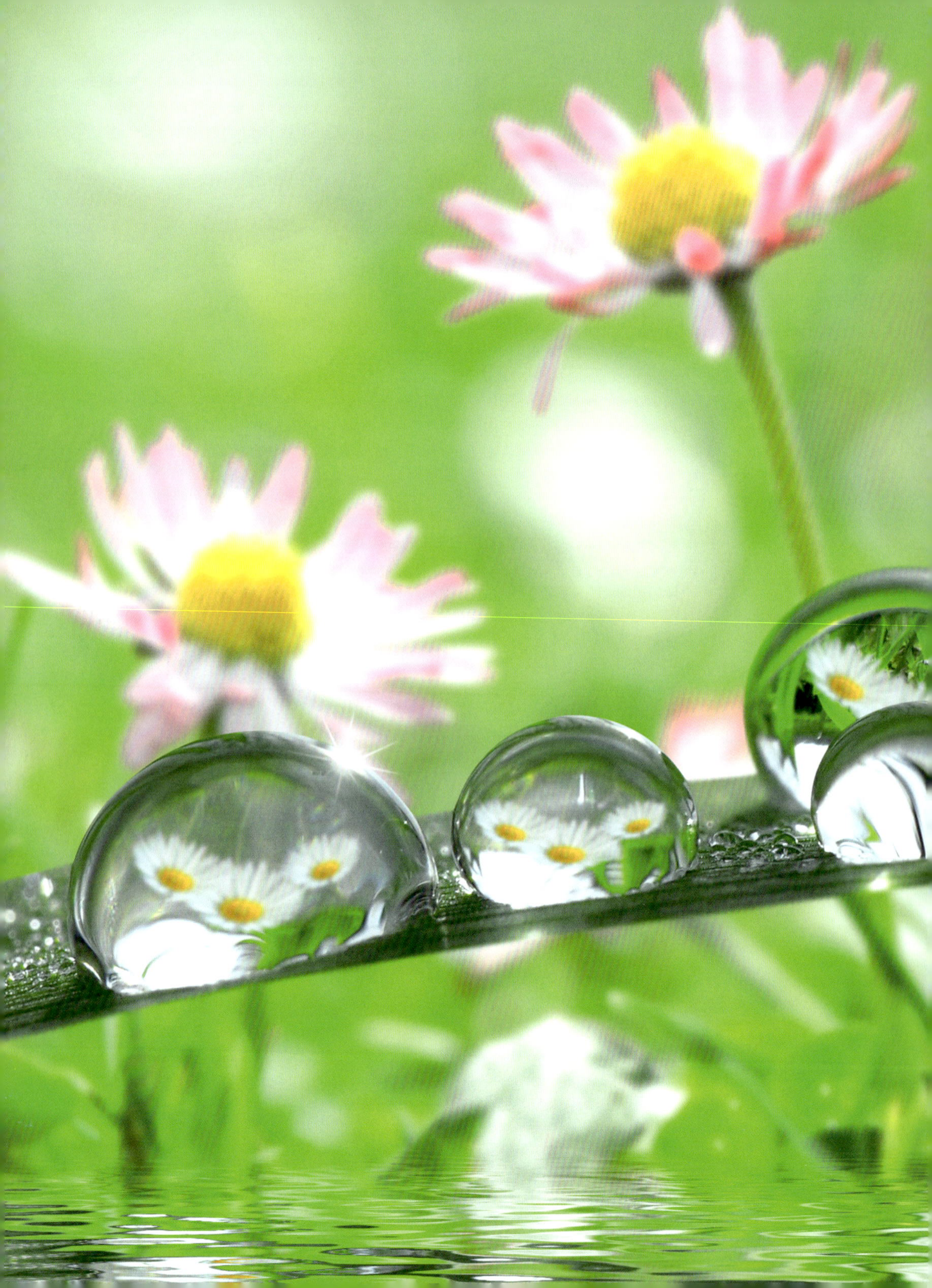

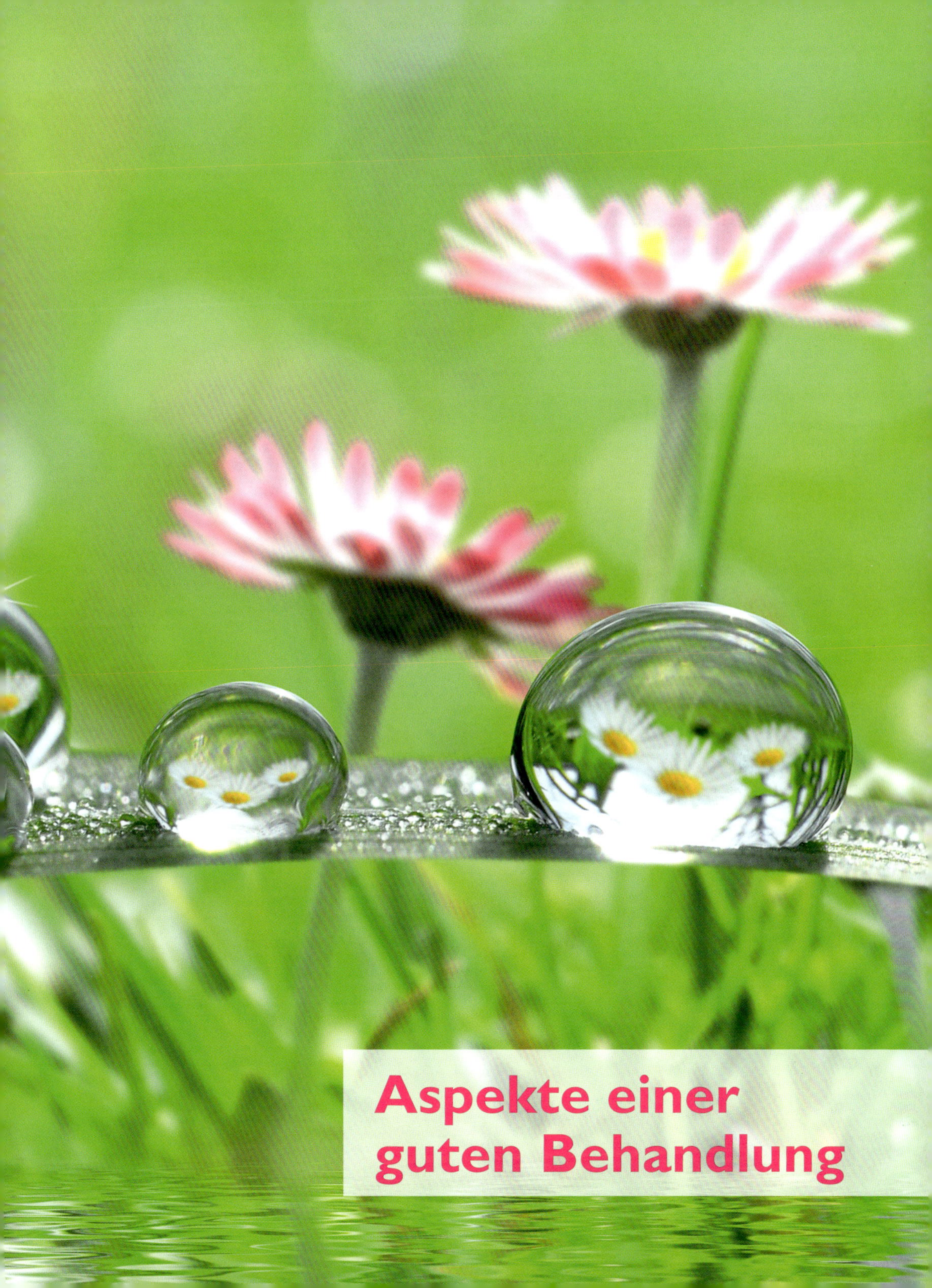

Aspekte einer guten Behandlung

Eine gute Behandlung versucht möglichst viele individuelle Gegebenheiten des Patienten zu berücksichtigen. Was der Patient selbst dazu beitragen kann und inwiefern alternative Therapien die Behandlung unterstützen können, wurde bereits ausgeführt (siehe Seite 89ff. und 109ff.). Hier sollen nun einige weitere Aspekte erläutert werden.

Die Behandlung des Diabetes mellitus

Diabetes verursacht Gefäßschäden

Liegt bei einem Patienten mit hohem Blutdruck gleichzeitig ein Diabetes mellitus vor, so ist eine gute Einstellung der diabetischen Stoffwechsellage äußerst wichtig. Da Diabetes Gefäßschäden verursacht, muss auch dieser Faktor so weit wie möglich reduziert werden. Es sollte ein Nüchtern-Blutzucker von 80 bis 120 mg/dl angestrebt werden, ebenso ein HbA_{1c} von möglichst nahe 6 %. Blutdruckmedikamente wie Betablocker und Diuretika sollte man möglichst vermeiden, da sie den Blutzuckerspiegel erhöhen.

Diabetes mellitus ist auch ein Risiko für das Auftreten von Vorhofflimmern.

Die Behandlung von Fettstoffwechselstörungen

arteriosklerotische Gefäßveränderungen verhindern

Bei der Behandlung des hohen Blutdrucks geht es darum, arteriosklerotische Veränderungen der Gefäße zu verhindern oder diese zurückzubilden. Daher ist es unverzichtbar, auch auf die Fette zu schauen, da diese arteriosklerotische Gefäßveränderungen mit verursachen und verstärken. Eine ganzheitliche Behandlung beschränkt sich nicht auf die Blutdrucksenkung alleine: Je mehr Risikofaktoren vorliegen, desto sorgfältiger muss behandelt werden.

Allein eine Diätempfehlung oder die Verschreibung eines Medikaments ohne Verlaufskontrollen reicht nicht aus.

Eine Änderung der Essgewohnheiten ist genauso wichtig wie körperliche Bewegung.

Um Schäden zu vermeiden oder um zu bewirken, dass bereits eingetretene Schäden nicht weiter zunehmen, müssen folgende Werte erreicht werden:

Grenzwerte

Gesamtcholesterin	unter 200 mg/dl
HDL-Cholesterin	mindestens über 40 mg/dl bei Männern
	über 50 mg/dl bei Frauen
	besser 60 mg/dl und darüber
LDL-Cholesterin	unter 100 mg/dl, besser unter 80 mg/dl
Triglyceride	unter 150 mg/dl

LDL-/HDL-Quotient

Oft wird der LDL/HDL-Quotient bestimmt: Dieser sollte weniger als 3 betragen. Aber Vorsicht: Man darf sich keineswegs allein auf dieses Verhältnis verlassen. 1.000 geteilt durch 500 ergibt 2, ebenso wie 10 geteilt durch 5! Es kommt also auf die Höhe der einzelnen Werte an.

Oft wird dieser Quotient missbraucht, um Medikamente zu sparen, wenn er im Normbereich ist. Der Kassenarzt schont dadurch sein Budget, zum Schaden des Patienten.

Ein hoher HDL-Wert schützt die Gefäße und reduziert das Krebsrisiko erheblich. Bewegung – mindestens dreimal pro Woche 30 Minuten – sowie eine Gewichtsreduktion erhöhen zuverlässig den HDL-Wert.

ballaststoffreiche Kost

Eine *ballaststoff- und faserreiche Kost* ist eine notwendige Voraussetzung. Die Gabe von *Flohsamen* (siehe Seite 115) kann den Cholesterinspiegel um 5 bis 15 % senken, der LDL-Spiegel sinkt um 10 bis 15 %. In einigen Studien waren die Ergebnisse vergleichbar mit dem Arzneistoff Simvastatin (siehe Seite 132ff.). Die dazu notwendige Menge an Flohsamen betrug 3,4 bis 7 g am Tag (beispielsweise in Form von Mucofalk®, Flosa Balance®, Pascomucil®). Es handelt sich hierbei um relevante Cholesterinsenkungen, die durchaus in einem Gesamttherapiekonzept mit berücksichtigt werden sollten. Ein weiterer positiver Nebeneffekt liegt in der Senkung des Blutzuckerspiegels.

Pflanzensterine

Pflanzensterine kommen in Früchten, Gemüse, Nüssen, Samen, Hülsenfrüchten und Pflanzenölen vor. In einer hohen Dosierung von 2 bis 3 g pro Tag (das ist deutlich mehr, als man durch eine natürliche Ernährung aufnehmen kann) senken sie das LDL-Cholesterin um 6 bis 15 %. Sie werden zumeist Margarine, Sojaprodukten, Milch oder Joghurt zugesetzt (siehe auch Seite 106).

Über die Effekte von *Sojaprodukten, Knoblauch* und *Artischocke* haben wir bereits gesprochen (siehe Seite 115, 113f. und 114).

Wie ebenfalls bereits erwähnt zeigen *Walnüsse* und *Mandeln* einen positiven Effekt auf die Cholesterinwerte. Dies liegt an ihrem hohen Gehalt an mehrfach ungesättigten Omega-6- und Omega-3-Fettsäuren (siehe Seite 105f.).

Omega-6- und Omega-3-Fettsäuren

Kaltwasserfische sollten bei einer gesunden Ernährung nicht fehlen. Sie weisen Omega-3-Fettsäuren auf. Zwei bis drei Mahlzeiten pro Woche sollten statt Fleisch Fisch enthalten.

Aus der chinesischen Medizin ist der *rote fermentierte Reis* bekannt. Er soll den Cholesterinwert um etwa 10 bis 15 % senken (beispielsweise in Form von Monachol® protect).

Weitere aus der Natur gewonnene Stoffe können zur Cholesterinsenkung nicht empfohlen werden, einschließlich der Spirulina-Alge, da keine seriösen Studien vorliegen.

Wir haben bereits gesehen, dass das Cholesterin mit sogenannten »natürlichen Mitteln« nicht immer ausreichend gesenkt werden kann.

Statine

Die besten Mittel, die wir heute zur Verfügung haben, sind die *Statine:* Sie verhindern die Cholesterinbildung in der Leber. Da es Medikamente sind, die dauerhaft eingenommen werden müssen, sollte man die Wahl des Medikaments nach Wirkungsart sorgfältig prüfen und nicht ausschließlich nach finanziellen Aspekten entscheiden. Statine sind ursprünglich als Fermentationsprodukt des Schimmelpilzes Aspergillus terrreus entstanden und später synthetisch weiterentwickelt worden.

Das am häufigsten verordnete Medikament ist Simvastatin. Es ist billig, die Wirkung hält aber nur etwa 12 Stunden an, es hat etwa viermal mehr Nebenwirkungen (Muskelschmerzen) als andere und wirkt nur halb so stark wie beispielsweise Atorvastatin (Sortis®).

Zu empfehlen sind Atorvastatin (Sortis®), Fluvastatin (Locol®) sowie Rosuvastatin (Crestor®). Am besten beginnt man mit einer höheren Dosis (40 mg oder je nach Ausgangswert auch 80 mg), um die Werte effektiv zu senken; nach etwa drei Monaten und nach einer entsprechenden Kontrolle der Werte kann die Dosis zur Erhaltung reduziert werden. Unzureichend ist die Gabe eines Medikaments, ohne die Cholesterinwerte regelmäßig zu kontrollieren.

positive Nebeneffekte

Statine weisen neben der Cholesterinsenkung eine ganze Reihe positiver Nebeneffekte auf. Hier die wichtigsten: Die Verformbarkeit der roten Blutkörperchen nimmt zu, sie werden elastischer; die Fließfähigkeit des Blutes verbessert sich; die Thrombozytenaggregation nimmt ab, was mit einer geringeren Neigung zu Blutgerinnseln einhergeht; die Vermehrung der glatten Muskelzellen der Gefäßwand wird eingedämmt, wodurch sich die Dicke der Gefäßwände verringert; die arteriosklerotischen Plaques nehmen ab und als Folge davon auch die Gefäßverengungen; die Endothelfunktion verbessert sich; die Gefäßsteifigkeit nimmt leicht ab; die Synthese von Stickstoffmonoxid (NO) wird gesteigert, die Gefäße erweitern sich. Statine zeigen außerdem eine antioxidative Wirkung, sie verhindern also unerwünschte Oxidationsprozesse, und sie hemmen Entzündungen (antiinflammatorische Wirkung), das CRP als unspezifisches Entzündungszeichen sowie einige weitere Entzündungsbotenstoffe verringern sich. Auch eine leichte antikanzerogene Wirkung wurde beobachtet. Schließlich senken Statine auch die Zahl der Komplikationen im Bereich von Herz und Kreislauf, die nach einer Operation auftreten können. Und nicht zuletzt reduzieren Statine leicht den Blutdruck.

unterschiedliche Ausprägung der positiven Effekte

Diese »zusätzlichen« (pleiotropen) Effekte sind keineswegs bei allen Statinen gleich ausgeprägt. Wenn die Gabe von Statinen notwendig ist, sollte man daher darauf achten, diese positiven Nebeneffekte »mitzunehmen«.

Bei vielen Patienten kann die Gabe von Statinen die Angina pectoris erheblich bessern oder zum Verschwinden bringen. Da der Blutfluss in den Gefäßen umgekehrt proportional zur vierten Potenz des Radius ist, reicht schon eine geringe Rückbildung der Plaques aus, um eine deutliche Verbesserung des Blutflusses zu erreichen: Das Gefäßlumen erweitert sich, es fließt überproportional mehr Blut, es kommt mehr Sauerstoff an. Das gleiche Phänomen kann man bei der Schaufenster-Krankheit (siehe Seite 60) und bei der Erektilen Dysfunktion beobachten.

Vorteile von Statinen überwiegen

Die Gabe von Statinen reduziert die Zahl der Schlaganfälle und der Herzinfarkte erheblich, und auch Demenzerkrankungen treten deutlich seltener auf. Auch wenn das Risiko eines Diabetes minimal zu steigen scheint, überwiegen bei Weitem die Vorteile.

Eine Statingabe, die die Cholesterinwerte in den Normalbereich senkt, erleichtert sowohl die Blutdruck- als auch die Blutzucker-Einstellung.

Triglyceridwerte sind durch eine Nahrungsumstellung besser zu korrigieren. Wenn sie dennoch zu hoch bleiben sollten, müssen nach Abwägung der individuellen Situation weitere Medikamente gegeben werden.

Muskelschmerzen

Selten treten unter der Gabe von Statinen Muskelschmerzen am ganzen Körper auf, die sich wie ein starker Muskelkater anfühlen. Es wird empfohlen, in diesem Fall zusätzlich Ubichinon-10 (Q10) zu geben, da man auf diese

Weise das Auftreten dieser Schmerzen reduzieren kann. Man kann auch ein anderes Statin verschreiben. Wenn die Schmerzen bestehen bleiben, muss das Medikament abgesetzt werden.

Simvastatin oft zu niedrig dosiert

Simvastatin erzeugt häufiger Muskelschmerzen als beispielsweise Atorvastatin. Dies ist der Grund, weshalb meist bei Kassenpatienten eine sehr niedrige Dosis verordnet wird, um das Auftreten dieser Nebenwirkung zu vermeiden. Dabei wird aber das Cholesterin nicht ausreichend gesenkt. Die arteriosklerotischen Prozesse schreiten fort!

Man kann auch ausprobieren, ob ältere Stoffgruppen (Gevilon®, Normalip®, Cedur®) besser vertragen werden. Ihre Wirkung ist leider deutlich geringer, und Nebenwirkungen treten häufiger auf.

zusätzliche Medikamente

Falls die Cholesterinsenkung durch Statine nicht ausreicht, kann man Colesevelam (Cholestagel®) hinzunehmen. Es bindet die Gallensäuren im Darm und erhöht deren Ausscheidung mit dem Stuhlgang, wodurch die Cholesterinaufnahme vermindert wird. Die Cholesterinsenkung ist mit 20 bis 30 % beachtlich, leider erzeugt dieses Medikament oft Blähungen, wie alle Mittel, die im Darm Fette binden.

Ezetrol® (Ezetimib) kann in Kombination mit Statinen gegeben werden, es bindet Cholesterin im Darm und vermindert so die Aufnahme in den Körper.

Bleiben die Triglyceridwerte zu hoch, muss Nikotinsäure (ein B-Vitamin) in relativ hoher Dosierung (bis zu 1.000 mg pro Tag) hinzugefügt werden. Da oft Nebenwirkungen wie Hitzewallungen nach der Einnahme auftreten, sollte es besser abends eingenommen werden.

Betablocker sowie Diuretika sollten wenn möglich vermieden werden, da sie den Cholesterinwert erhöhen können.

Omega-3-Fettsäuren

Omega-3-Fettsäuren sind ungesättigte Fettsäuren und finden sich in Lachs, Makrele, Hering und Thunfisch sowie in vielen Pflanzenölen (siehe auch Seite 118). Es wird allgemein empfohlen, mindestens zweimal pro Woche eine Fischmahlzeit einzunehmen. Wegen der Überfischung der Weltmeere ist diese Ernährungsform allerdings nicht allgemein machbar.

positive Effekte

Omega-3-Fettsäuren haben eine Reihe positiver Effekte: Sie wirken entzündungshemmend, verändern den Fettstoffwechsel in die gewünschte Richtung (Senkung von Cholesterin, LDL und Triglyceriden – diese bis zu 40 % –, Erhöhung des HDLs), sie reduzieren die Gefäßablagerungen, wirken gefäßerweiternd, erhöhen die Fließfähigkeit des Blutes und die Gefäßelastizität, sie wirken gerinnungshemmend, vermindern die Thrombozytenaggregation und reduzieren Rhythmusstörungen. Sie wirken antidepressiv, verbessern die Hirndurchblutung sowie die Hirnleistung und beugen dem Auftreten von Demenz vor. Außerdem treten unter der Einnahme von Omega-3-Fettsäuren weniger Herzinfarkte und Schlaganfälle auf. Die Sterblichkeit nach einem Herzinfarkt wird um 20 % reduziert.

Dosierung

Man sollte 1.000 bis 3.000 mg pro Tag in Kapselform einnehmen (beispielsweise durch Zodin® oder Omacor®) oder ein gutes Präparat mit allen wichtigen Vitaminen, einschließlich Omega-3-Fettsäuren (so zum Beispiel Ortho procardio®).

Die Gabe von Omega-3-Fettsäuren bei erhöhten Cholesterinwerten ersetzt aber nicht die Gabe eines Statins – sie ist eine optimale Ergänzung.

Eine gute Behandlung und Einstellung des Fettstoffwechsels ist ein essenzieller Bestandteil der ganzheitlichen Blutdruckbehandlung!

Homocystein, Lipoprotein(a) und Harnsäure

Vitamingabe

- Ein *erhöhter Homocysteinwert* muss durch die Gabe von Vitamin B_6, B_{12} und Folsäure gesenkt werden – wenn eine Ernährungsumstellung (viel Obst, Gemüse und Salate) nicht ausreicht. Das Risiko einer Herz-Kreislauf-Erkrankung lässt sich dadurch erheblich senken, ebenso das Risiko einer Demenz und eines Schlaganfalls (siehe auch Seite 67f.).
- Ein *erhöhter Lipoprotein (a)-Wert* (siehe auch Seite 68) muss ebenso angegangen werden. Hohe Dosen von Vitamin C, Omega-3-Fettsäuren und Ginkgo sind leider nicht immer wirksam. Wenn das Ziel nicht erreicht werden sollte, kann abends zusätzlich Niacin bzw. Nikotinsäure in hohen Dosen (bis zu 1.000 mg) hinzugenommen werden (beispielsweise in Form von Niaspan®, das über eine internationale Apotheke bezogen werden kann). Bei manchen Patienten sind die Nebenwirkungen erheblich (Schwitzen, Hitzewallungen).
- Hohe *Harnsäurewerte* verursachen Gichtanfälle, sie werden in der Regel leider erst dann behandelt und gesenkt, wenn der Patient bereits an Gicht leidet.

  hohe Harnsäurewerte werden oft zu spät behandelt

  Nach neueren Arbeiten scheint es einen kausalen Zusammenhang zwischen hohen Harnsäurewerten und hohem Blutdruck zu geben. Der Zusammenhang liegt in der Erhöhung des oxidativen Stresses (also einem

Übermaß an sogenannten radikalen Sauerstoffverbindungen im Körper), in der Verschlechterung der endothelialen Funktion und in der Aktivierung des Renin-Angiotensin-Systems.

Die Senkung der Harnsäurewerte führt nicht nur zu einer Verbesserung der Nierenfunktion, sondern auch zu einer beeindruckenden Senkung des Blutdrucks.

Notfallmedikament

Chaos-Phase

Wird eine Blutdruckbehandlung begonnen oder auf ein anderes Medikament umgestellt, reagieren manche Patienten mit einer sogenannten Chaos-Phase. Das bedeutet, dass es trotz der Behandlung zu starken Blutdruckschwankungen kommen kann.

Krankenhausaufnahme vermeiden

Wenn die Werte 180 oder gar 200 mmHg systolisch erreichen, kann es gefährlich werden. Es ist ratsam, dem Patienten ein Medikament zu geben, das im Notfall den Blutdruck senkt. Man erspart dem Patienten damit die Aufnahme in ein Krankenhaus. Früher wurde Nifedipin (Adalat®) als Kapsel gegeben, es kann dabei aber zu einer Flash-Symptomatik kommen, die sich in einem roten Kopf und Hitzewallungen äußert. Das Beste, was wir heute zur Verfügung haben, ist das Nitrendipin (das als Bayotensin® akut auf dem Markt ist). Es handelt sich dabei um Plastik-Ampullen (Phiolen), die sich leicht öffnen lassen. Der Inhalt wird unter die Zunge getropft, sodass er in der Mundschleimhaut aufgenommen wird. Er senkt den Blutdruck zuverlässig innerhalb von etwa 20 bis 30 Minuten. Man kann mit einer halben Phiole beginnen, nach einer halben oder ganzen Stunde kann die andere Hälfte, je nach erreichter Blutdrucksenkung, eingenommen werden. Man benötigt kein Wasser für die Einnahme.

Rücksprache mit dem Arzt

Natürlich sollte man den behandelnden Hypertensiologen telefonisch konsultieren. Der Patient hat damit ein gut wirksames und nebenwirkungsarmes Mittel bei sich und kann sich sofort helfen.

Nitrate werden zwar oft empfohlen, wegen ihrer sehr geringen Wirkung sind sie aber für diesen Zweck nicht geeignet. Außerdem erzeugen sie oft Kopfschmerzen. Sartane und ACE-Hemmer sind wegen des sehr langsamen Wirkungseintritts nicht als Notfallmedikament geeignet.

Medikamente, die nicht mehr zur ersten Wahl gehören

Nebenwirkungen und Dosierungsprobleme

Es gibt eine Reihe Medikamente, die heute immer noch verordnet werden, obwohl sie nicht mehr gegeben werden sollten, da sie viele Nebenwirkungen hervorrufen, nicht so gut steuerbar sind, Dosierungsprobleme zeigen und den Blutdruck nicht so gut senken. Diese sollten nur in »verzweifelten Situationen« zur Anwendung kommen. Einige seien hier genannt:

- die *Alpha-1-Blocker* (Stoffnamen: Prazosin, Doxasosin, Bunazosin, Terazosin; Präparatenamen: Prazosin, Cardular®, Diblocin®, Doxasosin, Andante®, Terazosin).
- *Urapidil*, als Ebrantil® erhältlich, ist ein sehr gutes intravenöses Notfallmittel, als Tablette nur bei therapieresistentem Bluthochdruck bedenkenswert.
- Die direkten *Vasodilatatoren* (Stoffnamen: Dyhidralazin, Minoxidil; Präparatenamen: Nepresol®, Lonolox®) lösen viele Nebenwirkungen aus.
- Die *Sympathikolytika* (Stoffnamen: Clonidin, Monoxidil; Präparatenamen: Catapresan®, Clonidin, Cynt®, Moxonidin, Physiotens®).
  Methyldopa® (Presinol®) bildet eine Ausnahme, da es immer noch das Standardmittel bei der Behandlung des Bluthochdrucks in der Schwangerschaft ist.
- Die *älteren Kalzium-Antagonisten* (Stoffnamen: Adalat®, Felodipin, Verapamil; Präparatenamen: Adalat®, Modip®, Isoptin®) erzeugen oft Hitzewallungen, eine Rötung der Gesichtshaut und Kopfschmerzen.
- *Aldosteron-Antagonisten* (Spironolacton, als Aldactone® erhätlich, sowie Eplerenon, unter dem Namen Inspra® im Handel) sind bei nachgewiesenem Hyperaldosteronismus (einer übermäßigen Bildung des Hormons Aldosteron) das Mittel der Wahl; bei therapieresistentem Bluthochdruck können sie ebenfalls gegeben werden. Lässt sich der Blutdruck mit einem solchen Medikament gut senken, kann das ein Hinweis auf einen Hyperaldosteronismus sein.

Die Blutdruck-Medikamente im Einzelnen

Anfänge der Blutdruckbehandlung

Erst seit der Mitte des 20. Jahrhunderts verfügen wir über nennenswerte Mittel zur Senkung des Blutdrucks. 1947/48 kam Rauwolfia zum Einsatz, 1958 waren die ersten Diuretika (Entwässerungsmittel) auf dem Markt. Um 1960 kamen die Betablocker, um 1965 dann die Kalzium-Antagonisten. Seit 1981 haben wir die ACE-Hemmer, seit 1995 die Sartane und seit 2008 die direkten Renin-Hemmer zur Verfügung.

Rauwolfia wurde bereits besprochen (siehe Seite 111). Sie sollte heute wegen ihrer Nebenwirkungen nicht mehr verwendet werden.

Magnesium kann eine Blutdruckeinstellung erleichtern, beugt Rhythmusstörungen vor, bei nachgewiesenem Mangel sollte es auch gegeben werden (siehe Seite 119).

Ich werde nun die einzelnen Medikamente in historischer Reihenfolge besprechen.

Diuretika, wassertreibende Mittel

Eine Untergruppe der Diuretika, die Thiazide, gehören zu den am längsten verfügbaren blutdrucksenkenden Mitteln – sie werden auch am meisten verordnet, da sie billig sind.

Zielgröße Natrium

Zielgröße dieser Substanzgruppe ist das Natrium, dessen vermehrte Ausscheidung eine gesteigerte Wasserausscheidung nach sich zieht.

schwache Wirkung

Diuretika gelten insgesamt als Mittel mit einer schwachen Wirkung, sie verbessern die Prognose wenig und haben eine geringe schützende Wirkung auf das Herz (Kardioprotektion). In der Daueranwendung vermindern sie den peripheren Gefäßwiderstand und reduzieren den Natriumgehalt des Körpers – und senken so den Blutdruck.

In hoher Dosierung zeigen sie einen brauchbaren Effekt auf den Blutdruck, entwickeln jedoch erhebliche Nebenwirkungen.

Nebenwirkungen

Die Patienten müssen deutlich häufiger Wasser lassen, was den Tagesablauf und ebenso den Nachtschlaf erheblich stört. Es können orthostatische Beschwerden auftreten (Schwindel beim Aufstehen oder beim Lagewechsel), da teilweise eine zu starke Entwässerung auftritt. Ebenso treten Störungen der Elektrolyte auf (Natrium, Kalium, Magnesium), begleitet von Muskelkrämpfen. Der Harnsäurewert kann steigen, bis hin zu Gichtanfällen. Die Funktion der Niere kann sich verschlechtern. Der Zuckerstoffwechsel kann sich ebenfalls verschlechtern, in bis zu 30 % der Fälle kann ein Diabetes mellitus auftreten. Auch der Cholesterinwert kann steigen. Eine Gewichtsabnahme wird erschwert. Nicht selten tritt eine Erektile Dysfunktion bis hin zur Impotenz auf.

Aus all diesen Gründen setzen die meisten Patienten dieses Medikament selbstständig ab. Als Mittel der ersten Wahl sind Diuretika sicher nicht zu empfehlen.

Heute wird Hydrochlorothiazid (HCT) daher nur in geringer Dosis eingesetzt (6 bis 12,5 oder maximal 25 mg), meist in Kombination mit anderen Mitteln. Es reduziert den Natriumgehalt des Körpers und bewirkt eine milde zusätzliche Senkung des Blutdrucks – eine Verminderung, die man auch mit einer strengen kochsalzarmen Ernährung erreichen kann. Diese ist aber unbequemer ...

kombinierte Anwendung

Von einem Arzt, der in die Politik abgewandert ist, wurde vor einigen Jahren eine unseriöse Empfehlung ausgesprochen: Diuretika sollten an erster Stelle verwendet werden. Diese Aussage beruhte auf einer Studie, die gezeigt hatte, dass Diuretika gut den Blutdruck senken ... bei Angehörigen der schwarzen Bevölkerung. Da diese Mittel sehr billig sind, wurde diese Empfehlung von den Kassen und dem Institut für Qualität und Wirtschaftlichkeit im Gesundheitswesen (IQWiG) dankbar aufgegriffen.

Da die meisten Patienten mit erhöhtem Blutdruck in unterschiedlichem Ausmaß übergewichtig sind und ein metabolisches Syndrom haben (siehe Seite 40f.), sollte man mit der Verordnung von Diuretika sehr zurückhaltend sein. Leider scheinen Diuretika gerade bei übergewichtigen Menschen besser zu wirken als bei normalgewichtigen.

Zurückhaltung mit Diuretika

Eine gute Blutdrucksenkung verwendet also Diuretika nicht an erster und auch nicht an zweiter Stelle, sonder lediglich in Kombination, gleichsam an dritter Stelle. Nur wenn eine Herzinsuffizienz oder Wasseransammlungen in den Beinen vorliegen, muss ein Diuretikum schon zu Beginn der Behandlung mit dabei sein.

Wenn Diuretika Bestandteil der Behandlung sein müssen, dann sollten diese vorzugsweise morgens eingenommen werden. Die Einnahme am Nachmittag oder Abend stört den Schlaf, da man häufig zur Toilette muss.

morgens einnehmen

Betablocker

Für viele Patienten sind Betablocker quasi der Inbegriff einer »giftigen« Behandlung.

Auch sind sie etwas in Verruf geraten, da sie billig sind und daher oft undifferenziert gegeben werden.

Sie blockieren die Empfangsstellen der sogenannten »Stresshormone« Adrenalin und Noradrenalin, bremsen also das sympathische Nervensystem.

Wirkungsweise

In der Niere hemmen sie die Bildung des Renins, sodass sich die Gefäße erweitern.

Betablocker bewirken eine gute Blutdrucksenkung und unterdrücken besser als andere Mittel ungewollte Blutdruckspitzen. Weiterhin verlangsamen sie den Herzschlag.

Nebenwirkungen

Je nach Dosierung verursachen sie Müdigkeit oder Muskelschwäche sowie kalte Hände und Füße. Sie erhöhen die Variabilität des Blutdrucks.

Auch wenn es in Studien nicht nachgewiesen wurde, erzeugen sie bei sehr vielen männlichen Patienten Potenzprobleme, eine Erektile Dysfunktion. Bei Frauen sind keine Störungen der Sexualfunktion in der Literatur zu finden. Die Logik besagt aber, dass sie bei Frauen nicht neutral sein können, wenn sie beim Mann solche Störungen hervorrufen. Erste vorsichtige Befragungen bei Frauen ergaben, dass sie unter einer Behandlung mit Betablockern an einer trockenen Scheide bei der Erregung und beim Geschlechtsverkehr litten – nach Absetzen des Betablockers normalisierte sich diese Funktion wieder. Dies verwundert nicht, wenn man sich den Aufbau und die Funktion der Geschlechtsorgane bei der Frau und beim Mann vor Augen führt.

Betablocker schützen Herz und Gehirn vor Infarkt und Schlaganfall nicht so gut wie andere Mittel (ACE-Hemmer und Sartane, siehe unten), sie können die Gefäßsteifigkeit erhöhen, erschweren eine gewollte Gewichtsabnahme, lassen den Cholesterinwert steigen und können bei bis zu 17 % der Patienten Diabetes mellitus erzeugen. Bei Diabetikern können sie die Wahrnehmung einer Unterzuckerung verschlechtern. Bei Asthmatikern und Patienten mit Chronisch obstruktiver Lungenerkrankung (COPD) muss sehr kritisch und vorsichtig mit diesen Mitteln umgegangen werden.

Schließlich können Betablocker Schlafstörungen oder depressive Verstimmungen hervorrufen.

Aus all diesen Gründen sollten Betablocker erst an dritter oder vierter Stelle in der Blutdruckbehandlung eingesetzt werden.

Nur bei einer Herzinsuffizienz, Rhythmusstörungen und bei einer Koronaren Herzerkrankung (Angina pectoris oder Herzinfarkt) sollten sie mit an erster Stelle zur Anwendung kommen.

Wirkung der Stresshormone wird gehemmt

Die Wirkungsweise der Betablocker lässt uns folgende menschenkundliche Überlegung anstellen. Betablocker hemmen die Wirkung der Stresshormone am Zielort, am Organ – ihre Bildung bei Angst, Erregung, Freude und Anspannung bleibt hingegen unberührt. Das bedeutet, dass durch Betablocker in gewisser Weise eine »Spaltung« der Persönlichkeit auftritt: Die Erregung ist da, aber die körperliche Reaktion, die physische Entsprechung wird unterbunden – wie zum Beispiel Herzklopfen, Schwitzen, häufiges Wasserlassen usw.

Ein Patient hat es einmal so formuliert: »Ich weiß schon lange, dass ich an einer bestimmten Stelle nicht überholen sollte, aber seit ich Betablocker nehme, habe ich keine Angst und kein Herzklopfen mehr, wenn ich es dennoch tue.«

sensible Menschen

Bei sensiblen Menschen oder solchen, die künstlerisch tätig sind, sollte man die Gabe von Betablockern vermeiden – was sehr oft auch möglich ist – oder nur diejenigen Betablocker verwenden, die solche Phänomene kaum zeigen.

Wenn Betablocker gegeben werden müssen, sollte man Carvedilol oder besser Nebivolol (Nebilet®) verwenden: Nebivolol senkt den Blutdruck sehr langsam (für den Patienten sehr verträglich), bewirkt keine Potenzprobleme und reduziert die Gefäßsteifigkeit.

Bei Patienten mit Übergewicht, Blutzuckerproblemen und Fettstoffwechselstörungen (und das sind die meisten Hochdruckpatienten) sollten Betablocker und Diuretika sehr zurückhaltend verordnet oder besser vermieden werden.

Kalzium-Antagonisten

Zu dieser Stoffgruppe gehören beispielsweise Nifedipin, Verapamil, Amlodipin und weitere Substanzen mit der Endung -dipin, ebenso Adalat®.

Blockierung des Kalzium-Einstroms in die Muskelzellen

Kalzium-Antagonisten blockieren den Einstrom des Kalziums in die Muskelzellen der Gefäßwände und bewirken so eine Dilatation (Erweiterung) des Blutgefäßes. Einige verlangsamen den Herzschlag, andere bewirken eine Beschleunigung. Sie können Hitzewallungen nach der Einnahme sowie eine vorübergehende Rötung der Gesichtshaut erzeugen.

In der Behandlung des hohen Blutdrucks wird häufig das Amlodipin (Norvasc®) verwendet. Es kann aber nicht selten Wasseransammlungen in den Beinen erzeugen. Zu empfehlen ist daher ein Kalzium-Antagonist der dritten Generation (zum Beispiel Lercarnidipin, unter den Namen Corifeo® oder Carmen® im Handel). Ödeme treten hierbei deutlich seltener auf, Hitzewallungen gibt es praktisch keine, Herzklopfen ebenso wenig.

Die älteren Kalzium-Antagonisten haben eine kürzere Halbwertszeit, sodass sie meist zweimal am Tag eingenommen werden müssen. Bei der dritten Generation reicht die einmalige Einnahme morgens aus, da sie länger wirken.

systolische Hypertonie

Diese Stoffgruppe ist bei der systolischen Hypertonie gut wirksam, die häufig bei älteren Menschen zu finden ist. Sie reduziert die Blutdruckvariabilität sowie den Pulsdruck am besten. So kann man erklären, dass Kalzium-Antagonisten mehr Schlaganfälle verhindern als beispielsweise Betablocker.

Kalzium-Antagonisten sind zudem stoffwechselneutral.

Kalzium-Antagonisten der dritten Generation sind – in hoher Dosierung – besonders geeignet bei Koronarspasmen, also bei Krämpfen der Herzkranzgefäße.

Bei einer akuten Blutdruckkrise kann Nitrendipin als Flüssigkeit unter die Zunge gegeben werden (Bayotensin® akut, siehe auch Seite 136).

ACE-Hemmer

Bildung von Angiotensin II wird gehemmt

Diese Stoffgruppe wurde ursprünglich aus dem Gift der Lanzenotter (Bothrops jararaca) gewonnen und entwickelt. »ACE« steht dabei für angiotensin converting enzyme. Diese Medikamente hemmen die Umwandlung des inaktiven Angiotensins I in Angiotensin II, die aktive Form, die die Gefäße verengt. Wird die Umwandlung gehemmt, bleiben die Gefäße weitgestellt. Der Gefäßwiderstand verringert sich, der Blutdruck sinkt.

ACE-Hemmer gehören zu den meist verordneten Wirkstoffen gegen hohen Blutdruck, nicht zuletzt, weil sie als Generika (Nachahmerpräparate) billig sind.

ACE-Hemmer sind stoffwechselneutral und daher gut einsetzbar. Sie weisen nierenschützende Effekte auf und können daher gut bei Diabetes und Nierenschäden verwendet werden.

Nebenwirkungen

Sie erzeugen jedoch einen trockenen Reizhusten oder das Gefühl, ständig etwas abhusten zu müssen. Laut Veröffentlichungen tritt dieses Phänomen in etwa 20 bis 30 % der Fälle auf. Wenn man jedoch Patienten gezielt befragt, haben weit über die Hälfte dieses Problem! Dies ist auch der Grund, weshalb ACE-Hemmer meist zu niedrig dosiert werden, gerade um diese Nebenwirkung zu vermeiden. Der Blutdruck wird dann aber nicht ausreichend gesenkt.

Bei Menschen, die viel mit Sprache und Stimme zu tun haben (beispielsweise Sänger, Lehrer, Vortragsredner), sind diese Mittel sicher nicht optimal.

Schwangerschaft

In der Schwangerschaft oder bei Kinderwunsch dürfen ACE-Hemmer nicht gegeben werden. Als Bedarfsmedikament (zum Beispiel bei Hochdruckkrisen) sind sie ebenfalls nicht geeignet.

Sartane

Diese Stoffgruppe ist eine Weiterentwicklung der ACE-Hemmer. Sartane verhindern die Wirkung des Angiotensin II. Die Gefäße bleiben weitgestellt und der Blutdruck sinkt. Angiotensin II sendet direkt wachstumstimulierende Signale an das Herz, sodass die Muskulatur wächst und Kollagen neu gebildet wird. Die Wirkung der Sartane auf das Angiotensin II erklärt damit die bessere Reduktion der linksventrikulären Hypertrophie (der Muskelverdickung der linken Herzkammer, wie sie durch Bluthochdruck ausgelöst wird) durch diese Medikamentengruppe. Dabei sind Sartane nicht nur stoffwechselneutral, sondern scheinen besser als andere Mittel das Auftreten oder Fortschreiten einer Demenz zu hemmen.

Wirkung des Angiotensin II wird verhindert

Sartane haben eine Fülle von positiven Nebeneffekten: Sie erhöhen wie L-Arginin die Bildung von Stickstoffmonoxid (NO), das stark gefäßerweiternd wirkt, sie vermindern den oxidativen Stress (ein Übermaß an reaktiven Sauerstoffverbindungen), reduzieren die Pulswellengeschwindigkeit, verbessern die Gefäßsteifigkeit ebenso wie die Endothelfunktion, sie reduzieren die Fette im Blut und den Blutzuckerspiegel, erhöhen die Insulinempfindlichkeit und vermindern das Risiko, dass Diabetes mellitus auftritt, um etwa 29 %. Des Weiteren reduzieren sie die Entzündungsmediatoren sowie die Prostaglandine im Körper. Bei einer Arteriellen Verschlusserkrankung der Beine steigern sie die schmerzfreie Gehstrecke in einem Jahr um 27 %. Sie reduzieren eine Albuminurie (Eiweißausscheidung im Urin als Zeichen einer Nierenschädigung), vermindern die Verdickung der Herzwände und die Intima-Media-Dicke der Halsarterien. Darüber hinaus reduzieren sie Kopfschmerzen und Migräneattacken um bis zu 80 % – dies sind ähnliche Erfolge wie mit Betablockern (die man bei Migräne ebenfalls verwenden kann). Schließlich vermindern sie das Auftreten von Vorhofflimmern besser als andere Mittel.

positive Nebeneffekte

Sartane haben darüber hinaus einen weiteren positiven Effekt. Im Knochenmark werden Vorläuferzellen gebildet, die die Reparatur der innersten Schleimhautschicht in den Blutgefäßen (Gefäßendothel) bewirken. Diese Zellen (endotheliale Progenitorzellen, EPC genannt) sind bei Diabetes, bei arterieller Hypertonie, bei der Koronaren Herzerkrankung (Angina pectoris) und vielen anderen Risikokonstellationen in geringerer Zahl vorhanden. Je höher der Spiegel der Reparaturzellen ist, desto eher nimmt die Wahrscheinlichkeit für ein kardiovaskuläres Ereignis (Herzinfarkt oder Schlaganfall) ab, die Prognose verbessert sich. Statine (gegeben zur Cholesterinsenkung), sportliche

Vorläuferzellen

Selbstheilung des Endothels

Aktivität, aber auch Sartane regen die Bildung dieser Reparaturzellen an und begünstigen so die »Selbstheilung« des Gefäßendothels.

Vor einiger Zeit gab es Berichte, Sartane würden das Risiko, ein Krebsleiden entstehen zu lassen, leicht erhöhen. Weitere Studien konnten diesen Verdacht aber entkräften.

gute Verträglichkeit

Sartane erzeugen so gut wie keine Nebenwirkungen und sind daher sehr gut verträglich. Einige Mittel aus dieser Stoffgruppe haben eine lange Wirkdauer, sodass sie nur einmal am Tag eingenommen werden müssen. Sie senken den Blutdruck zuverlässig bis zum nächsten Morgen.

langsame Senkung

Sartane senken den Blutdruck außerdem sehr langsam. Erst nach sieben bis zehn Tagen kann zuverlässig beurteilt werden, welchen senkenden Effekt die gewählte Dosierung gebracht hat. Diese langsame Blutdrucksenkung verringert die unangenehmen Effekte der »Chaos-Phase« (siehe Seite 149), ist also für den Patienten sehr positiv. Da Sartane so gut wie frei von Nebenwirkungen sind, werden sie auch kaum vom Patienten abgesetzt.

Sartane der ersten Generation sind: Losartan, Valsartan und Eprosartan, die zweite Generation wird repräsentiert durch Irbesartan, Olmesartan und Candesartan. Für die dritte, neueste Generation ist vor allem Azilsartan zu nennen. Diese scheint nach bisherigen Daten die am stärksten wirksame zu sein.

Nach dem bisher Geschilderten sollte man eine Hochdruckbehandlung mit einem Sartan beginnen. Sartane sind jedoch als Bedarfsmedikament, zum Beispiel bei Hochdruckkrisen, nicht geeignet, da sie sehr langsam wirken.

Direkte Renin-Inhibitoren

Bildung von Renin wird gehemmt

Aus einem Enzym der Actinomyceten (einem Bakterium) konnte in mehreren Schritten ein Inhibitor (Hemmstoff) des Renins entwickelt werden. Er hemmt die Bildung des Enzyms Renin und so die Umwandlung in Angiotensin I, also die Vorstufe des Angiotensin II. Letzteres lässt den Blutdruck steigen.

Renin-Inhibitoren greifen sehr früh in das Renin-Angiotensin-Aldosteron-System ein und senken effektiv den Blutdruck. Sie erzeugen keinen Husten. Außerdem haben sie eine lange Wirkzeit, sodass der Blutdruck nicht ansteigt, wenn man das Medikament einmal vergessen sollte.

Sie werden schlecht resorbiert, haben also eine schlechte Bioverfügbarkeit. Insgesamt war die Hoffnung groß, mit diesen Mitteln den Blutdruck besser senken zu können als zum Beispiel mit Sartanen. Leider hat sich diese Hoffnung nicht erfüllt. Eine Kombination mit Sartanen macht wenig Sinn, da der Zusatzeffekt auf den Blutdruck minimal ist. Aliskiren (Rasilez®) ist die einzige verfügbare Substanz dieser Gruppe.

Aldosteron-Antagonisten

In Einzelfällen muss man zur weiteren Blutdrucksenkung zu der Medikamentengruppe der Aldosteron-Antagonisten (zum Beispiel Aldactone® oder Eplerenon) greifen: insbesondere bei Verdacht auf einen Hyperaldosteronismus, bei dem der Körper das Hormon Aldosteron im Übermaß bildet. Diese Medikamente blockieren die Wirkung des Aldosterons.

Hyperaldosteronismus

Aldactone® ist gut wirksam, kann aber Müdigkeit, Gynäkomastie (eine Vergrößerung der Brust beim Mann) und Potenzprobleme erzeugen. Die Weiterentwicklung Eplerenon (Inspra®) ist besser verträglich, zeigt weniger Nebenwirkungen, hat aber leider auch eine schwächere Wirkung.

Acetylsalicylsäure

Wenn arteriosklerotische Veränderungen beispielsweise an den Halsgefäßen vorliegen, muss Acetylsalicylsäure (Aspirin®) gegeben werden, um das Verkleben der Blutplättchen an der unregelmäßigen Gefäßoberfläche zu verhindern – man beugt so dem Auftreten eines Schlaganfalls vor. Man sollte darauf achten, dass beispielsweise Aspirin® protect 100 mg gegeben wird, da sich dieses Medikament erst im Dünndarm auflöst. Auf diese Weise wird Sodbrennen vermieden.

Sodbrennen vermeiden

Clopidogrel

Wenn eine Koronare Herzerkrankung vorliegt oder nach einem Herzinfarkt, besonders wenn ein Stent eingesetzt werden musste, ist die Gabe von Aspirin® und Clopidogrel (beispielsweise als Plavix® 75 mg) indiziert, um das Verschließen des Stents zu verhindern. Die Neigung der Blutplättchen, zu verkleben, wird mit beiden Medikamenten besser unterbunden.

Verschließen eines Stents verhindern

Die Indikation ist folgende: Der Organismus versucht das Fremdmaterial des Stents mit einer neuen Schleimhaut auszukleiden, um das Fremde förmlich zu »verstecken«. Dieser Vorgang läuft über die Verklebung der Blutplättchen ab, dabei kann sich aber der Stent oder das Gefäß verschließen.

Die wissenschaftlichen Studien, die dieses Vorgehen begründen, mussten nach einem Jahr abgebrochen werden, da die Patienten, die Aspirin® und Plavix® bekommen hatten, sehr viel besser abgeschnitten hatten als diejenigen mit Aspirin® alleine. Daraus wird leider abgeleitet, dass man Plavix® nur maximal ein Jahr lang geben müsse, aus reinen Kostenüberlegungen wird dann das Medikament abgesetzt. Es bestehen aber keine logischen und rationalen Gründe (außer Sparen als oberste Maxime im Gesundheitswesen), dieses hochwirksame und nebenwirkungsarme Medikament abzusetzen, wenn es gut vertragen wird.

Wenn Aspirin® hingegen nicht vertragen wird, soll Plavix® alleine weiterverabreicht werden.

Kombinationspräparat

Es gibt ein Kombinationspräparat (DuoPlavin®), das sowohl Aspirin® protect als auch Plavix® enthält. Zur Reduzierung der Tablettenzahl ist es eine sehr gute Wahl, zumal es auch billiger ist als beide Substanzen getrennt.

Prasugrel (Efient®) ist eine Weiterentwicklung davon und muss einmal täglich in der Dosierung 10 mg eingenommen werden.

Eine weitere Entwicklung stellt Ticagrelor (Brilique® 90 mg) dar. Es zeigt etwas bessere Ergebnisse als Plavix®, muss aber zweimal am Tag eingenommen werden.

Allgemeine Bemerkung zur medikamentösen Behandlung

meist drei Mittel nötig

75 % der Menschen mit hohem Blutdruck benötigen drei Mittel, um eine effektive Senkung des Blutdrucks zu erreichen. Meist muss noch das Cholesterin gesenkt werden, Aspirin® ist oft auch dabei. Aus ganzheitlicher Sicht müssen Crataegutt® (Weißdorn), Tebonin® (Ginkgo) und Cardiodoron® ebenfalls gegeben werden. Je nach individueller Situation können oder müssen weitere Medikamente hinzukommen.

hohe Zahl von Medikamenten

Man erreicht sehr schnell eine Zahl von fünf bis zehn Medikamenten. Das wiederum verschlechtert die Compliance, also die Bereitschaft des Patienten, dauerhaft so viele Tabletten einzunehmen. Dieses Problem muss im Gespräch zwischen Patient und Arzt immer wieder angesprochen werden, der aufgeklärte Patient gibt sich nicht mit einem Rezept zufrieden: Er will wissen und verstehen, warum so viele Präparate, wozu welche Mittel notwendig sind.

Im Gespräch müssen dann unter Umständen Prioritäten gesetzt oder aber die Medikamente nach und nach gesteigert werden, damit der Patient die Sicherheit bekommt, dass keine Nebenwirkungen auftreten.

Eine Altersgrenze für die Behandlung gibt es nicht: Auch Patienten über 80 Jahre profitieren von einer Blutdrucksenkung.

Kombinationspräparate

nicht immer optimale Zusammensetzungen

In letzter Zeit werden Kombinationspräparate häufig gelobt und empfohlen. Leider handelt es sich, je nach Hersteller, nicht immer um ganz optimale Zusammensetzungen: Sie enthalten entweder einen ACE-Hemmer plus einen Kalzium-Antagonisten der dritten Generation oder ein Sartan und einen älteren Kalzium-Antagonisten. Startet man sofort mit einer solchen Kombination, ist ein individuelles Vorgehen kaum möglich.

Am besten ist folgendes Vorgehen: Man beginnt mit einem Sartan (zum Beispiel Diovan®) und prüft etwa alle zehn Tage den Effekt. Wenn eine Dosiserhöhung nicht ausreicht, sollte ein Kalzium-Antagonist der dritten Generation hinzugenommen werden. Als drittes Mittel kann das Diuretikum in niedriger Dosierung gegeben werden.

Erst wenn diese Dreierkombination nicht ausreicht (oder wenn andere spezielle Gründe vorliegen), kann ein neuerer Betablocker dazukommen.

Wenn der Blutdruck gut eingestellt ist, kann dann geprüft werden, ob ein Kombinationspräparat »passt«.

Die notwendige Vorgehensweise

Ziel: maximal 130 mmHg systolisch

Generell muss als Behandlungsziel ein systolischer Wert von etwa 130 mmHg und darunter angestrebt werden, alles andere ist inadäquat und nicht ausreichend. Sich mit Werten von beispielsweise 150 mmHg systolisch zufrieden zu geben ist unverantwortlich. Wir wollen gravierende Komplikationen und spätere Organschäden vermeiden!

Nachdem eine sorgfältige Krankengeschichte erhoben worden ist, der Patient untersucht wurde, nachdem die oben geschilderten Untersuchungen durchgeführt worden sind, kann die Ausgangssituation des Patienten bewertet und die Behandlungsstrategie festgelegt werden.

Wir müssen immer individuell vorgehen, je nachdem, in welcher Situation sich der Patient befindet. Seine biografische Situation muss behutsam angesprochen werden, seine berufliche und familiäre Situation ebenso. Die Notwendigkeit – und die Möglichkeit – einer Lebensstiländerung mit all ihren Aspekten zu thematisieren ist ebenfalls äußerst wichtig (siehe auch Seite 89ff.). Ebenso müssen die Risikofaktoren berücksichtigt und behandelt werden.

Es ist nicht die Aufgabe des Arztes, den mündigen Patienten ändern zu wollen, einen anderen Menschen aus ihm machen zu wollen; der Patient darf nicht paternalistisch »pädagogisiert« werden. Es geht um die Schilderung der Gegebenheiten, der Einflüsse, der Wirkungsweise verschiedener Faktoren, der Möglichkeiten, einiges an der eigenen Lebensweise zu verändern. Es muss aber der Freiheit des Patienten überlassen werden, was er davon aufgreift. »Menschenveränderungsattitüden« (so Klaus Dörner in seinem Buch *Der gute Arzt)* sollten außen vor bleiben.

Sicher lässt sich das eine oder andere im Leben ändern, jeder Mensch hat seine Arbeit, seine Lebensweise. Es darf sich aber nicht darum handeln, Charaktere zu ändern, völlig neue Situationen schaffen zu wollen oder gar Berufe aufzugeben – wie ich leider oft genug erleben musste. In der gegebenen Lebenssituation müssen die Möglichkeiten ausgelotet werden, was am Lebensstil geändert werden soll und kann – prinzipiell muss aber der Blutdruck auf die gegebene Lebenssituation abgestimmt und entsprechend eingestellt werden.

Wir behandeln den Blutdruck nicht, um schöne Werte zu erzielen. Wir behandeln keine Werte, sondern Menschen in ihrer individuellen Situation. Wir wollen und müssen den Blutdruck so weit senken, dass keine von den geschilderten Komplikationen auftreten (siehe Seite 57ff.) und sich bereits vorhandene Organschäden zurückbilden. Da leider bei den meisten Patienten bei der Diagnosestellung bereits Organschäden vorhanden sind, muss der Blutdruck streng und konsequent eingestellt werden. Meistens können wir nicht abwarten, ob und wann sich der Blutdruck allein durch Lebensstiländerungen senken lässt. Die Gefahr von Komplikationen, die wir ja gerade vermeiden wollen, ist zu hoch.

meist bereits Organschäden vorhanden

Wir müssen gleichsam zweigleisig fahren: Lebensstiländerungen umsetzen (für die meisten Patienten ist dies leider das Schwerste) und gleichzeitig mit der medikamentösen Behandlung differenziert und individuell beginnen. Dies erfordert Zeit für das Gespräch – aber auch, dass man dem Patienten Zeit

Zeit für das Gespräch

lässt, Fragen, Sorgen und Bedenken zu formulieren. Der Arzt muss darauf eingehen.

In den allermeisten Fällen können wir den hohen Blutdruck nicht heilen. Wir können ihn mit möglichst guten Medikamenten senken und niedrig halten. Das bedeutet leider aber auch Folgendes: Die Medikamente müssen dauerhaft eingenommen werden, ein Absetzen (weil endlich der Blutdruck gut geworden ist, die Werte in Ordnung sind …) führt dazu, dass die gemessenen Werte rasch steigen und die Gefahr von negativen Folgen dann ebenso. Das ist ein Fehler, den einige Patienten machen.

dauerhafte Einnahme notwendig

In einem zweiten Teil des Gespräches werden die notwendigen Medikamente angesprochen, welche Wirkung sie entfalten, welche Nebenwirkungen eventuell zu erwarten sind, in welcher Zeit welche Effekte eintreten werden.

Es ist sehr wichtig, den Patienten auf die möglicherweise auftretende »Chaos-Phase« hinzuweisen: Wenn die Blutdruckwerte zu sinken beginnen, kann es vorkommen, dass sich die Patienten müde, schlapp und antriebsarm fühlen, dass sie das Gefühl bekommen, sie müssten viel schlafen. Selten treten auch Schwindelgefühle auf. Wenn mit besseren Medikamenten behandelt wird, sind das keine Nebenwirkungen der Medikamente, sondern die direkte Folge der Blutdrucksenkung. Man muss sich vor Augen führen, dass der Blutdruckanstieg langsam, meist im Laufe von mehreren Jahren unbemerkt stattgefunden hat. Selbst wenn die therapiebedingte Senkung schonend und langsam geschieht, dauert sie wenige Wochen, nimmt also eine viel kürzere Zeit in Anspruch.
Diese Chaos-Phase vergeht rasch. Sie ist eine Folge der Anpassungsvorgänge im Körper. Für den Patienten ist es wichtig zu wissen, dass er trotz dieser »Chaos-Beschwerden« die Medikamente nicht absetzen darf. Wenn er Medikamente nicht mehr einnimmt, sind die »Beschwerden« zwar schnell weg, der Blutdruck steigt aber ebenso schnell wieder!

Viele Patienten äußern die Sorge, dass die Medikamente Leber und Niere belasten würden, es sei daher besser, darauf zu verzichten. Bei der Einnahme von Sartanen und Kalzium-Antagonisten der dritten Generation sind diese Sorgen unbegründet: Sie schützen Niere, Gehirn und Herz besser als andere.

Angst vor Nebenwirkungen

Darüber hinaus darf das Grundproblem nicht aus den Augen verloren werden: Die Risiken, die Folgen eines erhöhten Blutdruckes (siehe Seite 57ff.) sind wesentlich gravierender als eine eventuelle Belastung des Organismus durch die Medikamente.

Selbstmessung

Wenn die medikamentöse Behandlung des Blutdrucks begonnen hat, muss der Patient zu Hause seinen Blutdruck zunächst zwei- bis dreimal am Tag messen und die Werte aufschreiben.

Kontrolltermine

Kontrolltermine beim Arzt im Abstand von sieben bis zehn Tagen sind notwendig, um den Verlauf der Blutdrucksenkung zu verfolgen. Eventuell muss die Medikamentendosis verändert oder neue Medikamente hinzugefügt werden.

In aller Regel ist nach vier bis sechs Wochen so gut wie jeder Patient eingestellt. Die häusliche Blutdruckmessung kann dann auf ein- bis zweimal pro Woche reduziert werden. Die weiteren Messungen sind notwendig, da der Blutdruck im Zuge von Lebenskrisen, bei Operationen oder anderen Ereignissen steigen kann. Nur durch diese Messungen lässt sich ein erneuter Anstieg erkennen und der Blutdruck entsprechend neu einstellen.

häufige Arzt-Patienten-Kontakte

Neuere Arbeiten zeigen, dass häufige Arzt-Patienten-Kontakte zu einer besseren und rascheren Blutdrucksenkung führen. Mit kurzen Abständen zwischen den Konsultationen (Kontrolltermine optimalerweise alle sieben bis zehn Tage) lässt sich der Blutdruck in anderthalb Monaten normalisieren. Wenn die Kontrollen dagegen zu weit auseinanderliegen (beispielsweise nur einmal im Quartal), benötigt man über ein Jahr bis zur Normalisierung des Blutdrucks – wenn diese überhaupt eintritt.

Wenn die Zielwerte mit einer Medikamentenkombination einmal erreicht sind, reichen ein bis zwei Kontrolltermine im Jahr aus.

Kontrollen der Gefäßsteifigkeit oder der Muskelhypertrophie im Herzen sind in der Regel nach sechs bis acht Monaten sinnvoll. Das ist erfahrungsgemäß die Zeit, die notwendig ist, damit sich – nach der Einstellung des Blutdrucks – die Organveränderungen zurückbilden können.

Domäne der ambulanten Behandlung

Therapie und Einstellung des hohen Blutdrucks sind eine Domäne der ambulanten Behandlung. Der Blutdruck muss im Zusammenhang mit dem realen Leben des Patienten eingestellt werden. Im Krankenhaus liegt immer eine besondere Situation vor, der Patient ist aus seinem Alltag herausgerissen und liegt mehr. Dadurch sinkt der Blutdruck schon ganz erheblich. Auch dauert der stationäre Aufenthalt nur wenige Tage, sodass die notwendige Zeit für die Beobachtung fehlt. Wird der Patient entlassen, so steigt der Blutdruck ganz beträchtlich. Meist wird dann vom Hausarzt das vom Krankenhaus empfohlene Medikament weitergegeben. Ohne engmaschige ambulante Kontrollen – die meist aus Budgetgründen ausbleiben – steigt der Blutdruck unbemerkt an.

Oft höre ich den Satz: »Bei mir ist der Blutdruck schwer einzustellen.« Nein: Arzt und Patient haben sich falsch verhalten! Nach einer Krankenhausentlassung muss der Patient engmaschig alle sieben bis vierzehn Tage kontrolliert werden, um eventuell notwendige Änderungen der Medikamente veranlassen zu können.

Alle zur Blutdruckeinstellung notwendigen Untersuchungen können ambulant in viel kürzerer Zeit, meist an einem halben Tag, durchgeführt werden.

Die Domäne des Krankenhauses ist lediglich die Behandlung von Hochdruckkrisen, also dem plötzlichen Anstieg über 200 mmHg. Patienten, die in der Einstellungsphase zu solchen Krisen neigen, können mit Bayotensin®-akut-Phiolen versorgt werden (siehe Seite 136), sodass meistens nach telefonischer Rücksprache mit dem Hypertensiologen eine Krankenhauseinweisung vermieden werden kann. Mit der entsprechenden Erfahrung lässt sich fast jede Hochdruckkrise ambulant behandeln – man erspart dem Patienten auf diese Weise den nicht immer angenehmen Aufenthalt im Krankenhaus.

Hochdruckkrise in der Einstellungsphase

- *Blutdruck und Sauna:* Saunagänge sind bei einem gut eingestellten Blutdruck unbedenklich; lediglich das plötzliche Eintauchen ins kalte Wasser muss unterlassen werden. Kälte verengt die Gefäße und kann so den Blutdruck krisenhaft steigern.

Sauna

- *Bluthochdruck und Sexualität:* Bei unbehandelten Bluthochdruckpatienten (weiblich wie männlich) wurden beim Geschlechtsverkehr Werte von bis zu 350 mmHg gemessen! Ist der Blutdruck gut eingestellt, kann eine normale sexuelle Aktivität gepflegt werden – lediglich in der Einstellungsphase, bei noch sehr hohen Werten, sollte auf Geschlechtsverkehr verzichtet werden. Selbstverständlich sollten Medikamente gemieden werden, die Probleme bereiten können: speziell Diuretika und Betablocker. Auch Lebensstiländerungen müssen in diesem Zusammenhang einmal mehr besprochen werden.

Sexualität

Da die meisten männlichen Patienten, die einen hohen Blutdruck haben, auch unter Potenzstörungen leiden, sollte man im Laufe der Behandlung die Anwendung von Viagra®, Levitra® oder Cialis® ansprechen.

Potenzstörungen

Zunächst sollte der Blutdruck eingestellt werden. Wenn keine Kontraindikationen bestehen (es handelt sich um Nitro-Präparate, die von vielen Ärzten immer noch als Notfallmittel gegen Hochdruckkrisen empfohlen werden, obwohl sie kaum wirken), können diese Mittel nach einem ausführlichen Gespräch verordnet werden.

ANHANG

Warum so viele Patienten schlecht behandelt sind: Die Versorgungssituation in Deutschland

Wir müssen davon ausgehen, dass es in Deutschland mindestens 20 Millionen Menschen mit erhöhtem Blutdruck gibt – wahrscheinlich sogar bis zu 40 Millionen. Von diesen sind nur etwa die Hälfte als Hypertoniker überhaupt bekannt, das bedeutet, dass nur etwa jeder zweite Hypertoniker weiß, dass er einen hohen Blutdruck hat. Von der Hälfte der Hypertoniker, die davon wissen, ist nur die Hälfte in Behandlung: Also nur 25 % der Menschen mit Bluthochdruck werden entsprechend behandelt. Von dieser behandelten Hälfte ist wiederum nur die Hälfte so behandelt, dass sie Blutdruckwerte von 140 mmHg systolisch erreichen. Insgesamt sind also nur etwa 10 bis 12 % der Erkrankten nach heutigem Wissen richtig behandelt.

nur 10 bis 12 % der Blutdruckpatienten richtig behandelt

Nimmt man die Zielmarke von 120 mmHg systolisch oder allgemeiner von unter 130 mmHg als erstrebenswertes optimales Ziel, so sieht die Lage noch düsterer aus. Es handelt sich eigentlich um eine Katastrophe, ein Armutszeugnis – um eine Bankrotterklärung des Gesundheitssystems!

Bei der Behandlung hoher Cholesterinwerte sowie des Diabetes mellitus sind die Daten leider genauso schlecht – ein »medizinischer Skandal« (so die Formulierung der medizinischen Fachgesellschaften).

die meisten Komplikationen sind vermeidbar

Wenn man bedenkt, dass sehr viele, ja sogar die meisten Herz-Kreislauf-Komplikationen (Schlaganfall, Demenz, Herzinfarkt und viele andere – siehe Seite 57ff.) durch eine gute Behandlung vermeidbar sind, so wird das Ausmaß des Problems deutlich.

Etwa 70 bis 80 % der Patienten mit hohem Blutdruck weisen mindestens drei weitere Risikofaktoren auf (siehe Seite 39ff.). Diese Patienten zählen zu der Hochrisikogruppe, die besonders streng eingestellt werden muss – will man Folgekrankheiten effektiv vermeiden.

Erschwerend kommt hinzu: Je mehr Risikofaktoren vorliegen, desto schlechter bzw. unzureichender werden die Patienten behandelt – und dabei müssten eigentlich gerade diese Patienten besonders sorgfältig behandelt werden! Je älter die Patienten sind, desto unzureichender werden sie eingestellt.

Eine Studie an über 45.000 Patienten zeigte, dass 55 % der untersuchten Männer und 48 % der Frauen einen erhöhten Blutdruck von über 140/90 mmHg hatten.

Schon in der Bevölkerungsgruppe ab 16 Jahren waren über 60 % hyperton, hatten also Werte über 140 mmHg.

Nur etwa jeder zweite Hypertoniker weiß von seinem hohen Blutdruck; die wenigsten wissen um die Gefährlichkeit des hohen Blutdrucks und kennen die Gefahren der Folgeerkrankungen.

Selbst nach durchgemachtem Herzinfarkt ist die Zahl der adäquat behandelten Patienten nicht wesentlich besser.

Kosten

Die direkten Kosten, die durch diese Erkrankung entstehen, belaufen sich auf etwa 60 Milliarden Euro pro Jahr; hinzu kommen die Kosten für Arbeitsunfähigkeit, Invalidität und vorzeitigen Tod.

Wo liegen die Ursachen für diese erschreckende Versorgungssituation?

Drei große Gruppen sind beteiligt: der Patient, der Arzt und das Gesundheitssystem.

Die Ursachen auf der Seite der Patienten

Zunächst einmal geht ein erhöhter Blutdruck in vielen Fällen ohne Beschwerden einher, der Patient merkt also nichts: Das ist das Tückische an der Erkrankung! Es fehlen daher die Einsicht und die Motivation, etwas zu tun und regelmäßig Medikamente einzunehmen.

Patienten sind oft unzureichend informiert

Viele Patienten sind unzureichend informiert, vonseiten der Ärzte oder durch Selbstinformation. Viele denken, ein hoher Blutdruck sei nicht gefährlich – es tut ja nicht weh ... und viele denken noch immer, ein Wert von »100 + Alter« (also zum Beispiel von 170 mmHg bei einem Siebzigjährigen) sei in Ordnung.

Eine Patientin berichtete mir Folgendes: »Ich bin kerngesund, ich habe alles durchchecken lassen, es ist alles in Ordnung. Ich habe nur immer diesen eigenartigen Druck im Kopf ...«

Auf meine Frage, wie hoch der Blutdruck sei, sagte sie, er bewege sich um die 190 zu 110 mmHg! Sie ist also absolut nicht kerngesund, vielmehr realisiert sie nicht, wie schwerstkrank, wie gefährdet sie ist.

Viele Menschen mit hohem Blutdruck vertreten die Meinung, er sei nur wegen des Stresses so hoch; wenn sie später im Ruhestand seien und keinen Stress mehr hätten, würde der Blutdruck sicher wieder sinken. Dies stimmt leider nur zum Teil: Kurzfristig sinkt dann der Blutdruck, er steigt aber auch bald wieder.

maßgeblich ist die Höhe des Blutdrucks

Der gravierende Denkfehler ist aber folgender: Ob der Bluthochdruck durch Stress oder andere Faktoren steigt, ist im Hinblick auf die Schäden nicht von Bedeutung. Diese treten allein durch die Höhe des Blutdrucks auf. Ich habe schon mehrere Patienten erleben müssen, die mit diesem Argument eine Behandlung abgelehnt haben, dann aber mit 45 oder 50 Jahren einen Schlaganfall erlitten, also die Rente nicht oder nicht gesund erreicht haben. Wenn der Blutdruck zu hoch ist, verursacht er gravierende organische Schäden, abhängig von der Höhe, aber unabhängig von der möglichen Ursache. Mit einer rechtzeitig begonnenen Behandlung wäre ein solches Ereignis vermeidbar gewesen!

Einige erzählen, der hohe Blutdruck sei ihre »Betriebstemperatur«; es sei ein »alter Hut«, sie wüssten das schon lange, er »gehöre zu ihnen«.

Einerseits liegt eine solche Einstellung daran, dass sich die Patienten zu wenig selber informieren. Sie geht aber auch darauf zurück, dass sie vom Arzt zu wenig aufgeklärt werden.

Angst vor Nebenwirkungen

Viele Patienten haben Angst vor Medikamenten-Nebenwirkungen. Sie lesen die Beipackzettel und erschrecken. Dabei blenden sie die Risiken und individuellen Gefährdungen durch den hohen Blutdruck aus.

Nahezu jeder zweite Patient lässt innerhalb des ersten Jahres der begonnenen Einstellung die Medikamente weg, mangels Information. Dieses Verhalten unterstreicht einmal mehr die Bedeutung des Gespräches, der korrekten Information (siehe Seite 147ff.).

Andere Patienten meinen, wenn die Werte gut eingestellt sind, sei der hohe Blutdruck geheilt, und lassen die Medikamente aus diesem Grund einfach weg. Der Blutdruck aber steigt wieder an.

anfängliche Beschwerden

Die Blutdrucksenkung selbst kann anfänglich zu Beschwerden wie Müdigkeit, Schwindel und Schlappheit führen. Wenn vom Arzt keine Aufklärung zu diesem Sachverhalt erfolgte, werden oft die Medikamente abgesetzt, in der Meinung, es handele sich dabei um Nebenwirkungen.

Im Endergebnis lässt etwa die Hälfte der Patienten nach sechs Monaten ihre Medikamente einfach weg – und der Blutdruck steigt wieder.

Selbstmessungen sind wichtig

Aus Kostengründen wird dem Patienten kein Blutdruckmessgerät verschrieben. Ohne die Selbstmessung in der häuslichen Umgebung lässt sich aber der Blutdruck nicht vernünftig einstellen.

Nicht selten werden Medikamente nicht regelmäßig eingenommen.

Manche Patienten sind ungeduldig (was wiederum zum Krankheitsbild des hohen Blutdrucks passt). Wenn der Blutdruck nicht sofort sinkt, wenn mehrere Medikamente notwendig werden, wechseln sie gerne den Arzt, bis sie einen finden, der ihre »Wünsche« erfüllt. Erst wenn sie einen Arzt gefunden haben, der ihnen mitteilt: Dieser Blutdruck gehört zu Ihnen, wir müssen nicht behandeln ... sind sie zufrieden – der Blutdruck bleibt dann unbehandelt hoch.

Ungeduld

Eine Umfrage aus dem Jahr 2008 zeigt, dass 86 % der befragten Bürger der Meinung sind, bei der Wahl des Medikaments komme es darauf an, ob das Medikament wirkt ...

Die Ursachen auf der Seite der Ärzte

... Die gleiche Umfrage ergab aber aufseiten der Ärzte ein völlig anderes Bild: 99 % der befragten Ärzte gaben an, dass bei der Wahl des Medikaments die Kosten der entscheidende Faktor seien. Anders ausgedrückt: Das Medikament muss billig sein.

Kosten als entscheidender Faktor

An dieser Umfrage kommt die Diskrepanz überdeutlich zum Ausdruck: Während der Patient davon ausgeht, der Arzt versuche für den Patienten das Beste zu verordnen, kann der Arzt lediglich das Billige oder neuerdings das Billigste verordnen.

Der Arzt unterliegt – zumindest in der gesetzlichen Kassenmedizin – mehreren Zwängen; die versicherten Patienten wissen in der Regel viel zu wenig davon.

Laut einem Gerichtsurteil ist der Arzt mit seinem Rezept Verwalter des Vermögens der Krankenkasse. Nach einem neueren Urteil des Oberlandesgerichts Braunschweig ist der Arzt lediglich Beauftragter der Krankenkasse, er hat im Sinne der Krankenkasse zu handeln und muss die Vermögensinteressen der Kasse wahrnehmen – er ist also nicht dem Wohl des Patienten verpflichtet!

Über vielfältige Mechanismen ist der Kassenarzt in seinen Ausgaben begrenzt, er unterliegt einem Budget. Wenn er mehr, bessere oder teurere Medikamente verschreibt, bekommt er einen Abzug von seinen Einnahmen, er wird gleichsam finanziell bestraft, wenn er bessere Medikamente verordnet. Die Folgen sind verständlich: Es werden billige Medikamente verordnet, die in der Regel nicht so gut wirken und/oder stärkere Nebenwirkungen haben. Beispielsweise werden zu wenig Medikamente zur Behandlung des hohen

Budgetierung

Blutdrucks verordnet und außerdem zu niedrig dosiert. Um dem Spardiktat zu folgen, ist im Endergebnis beim Patient der Blutdruck unzureichend behandelt.

In Rabattverträgen, in Hausarztprogrammen, in Disease-Management-Programmen wird dem Arzt von der Kasse direkt oder indirekt vorgeschrieben, welches Medikament (zum Teil wird ihm der Hersteller vorgegeben) bei welcher Erkrankung zu verordnen ist.

Im Sozialgesetzbuch V, §12 ist festgelegt, dass die Leistungen wirtschaftlich, zweckmäßig und ausreichend sein müssen; ausreichend entspricht aber einer Schulnote 4!

Resignation

Viele Ärzte haben daher resigniert, haben nicht mehr die Kraft, gegen diese Spardiktate zu kämpfen. Jede Aufklärung des Patienten kostet Zeit – Zeit, die nicht vergütet wird, also kann der Arzt den Patienten nicht ausreichend über Risiken und Folgeerkrankungen informieren, ihn nicht motivieren, die Medikamente einzunehmen, ihn nicht über die Wirkung und eventuellen Nebenwirkungen der Medikamente ins Bild setzen. In Deutschland liegt die Zeit, die ein Arzt für seinen Patienten hat, im Durchschnitt bei acht Minuten – eine gute Beratung über die Blutdruckbehandlung erfordert dagegen beim ersten Mal meistens eine Stunde.

zu wenig Zeit für den Patienten

Vier von fünf Ärzten sehen selbst bei einem Blutdruck über 140 mmHg systolisch keinen Grund zum Handeln: Es sind genau 78 %. Jeder zweite Arzt würde bis zu einem Blutdruck von 170 mmHg systolisch nicht behandeln. Muss hier nicht die Professionalität angezweifelt werden?

Bluthochdruck wird nicht ernst genommen

Ein Jahr nach einem Reha-Aufenthalt war einer Studie zufolge die Zahl der Patienten mit unzureichend eingestelltem Blutdruck dreimal so hoch wie direkt nach der Entlassung. Dies lag an sinkenden Verschreibungsraten vonseiten der Ärzte, die notwendige Medikamente nicht mehr verschrieben hatten. Ärzte nehmen das Problem Bluthochdruck nicht ernst genug und vermitteln es den Patienten nicht adäquat.

Die Selbsteinschätzung der Ärzte über die Qualität ihrer Blutdruckbehandlung ist viel zu positiv – die Realität gemessen am Blutdruck des Patienten sieht leider sehr viel schlechter aus. Viele Patienten fühlen sich nicht genug ernst genommen; der Arzt nimmt sich nicht genügend Zeit, klärt zu wenig oder gar nicht auf, überweist nicht zu einem Hypertensiologen.

Meist wird in der Kassenpraxis der Blutdruck von den Helferinnen gemessen, höhere Werte werden als »Stress-Blutdruck« abgetan. Viele Ärzte vertreten noch die Meinung, dass Werte nach der Regel »100 + Alter« normal seien – dies sind zum Teil auch Schutzbehauptungen, um keine Medikamente verordnen zu müssen (wegen des oben erwähnten Sparzwangs).

Oft wird die Eigenmessung des Blutdrucks zu Hause nicht empfohlen, aus Unwissenheit oder ebenfalls wegen des Sparzwangs – auch weil entsprechende Empfehlungen des Instituts für Qualität und Wirtschaftlichkeit im Gesundheitswesen (IQWiG) fehlen (siehe auch Seite 159f.).

Oft werden nicht die optimalen Mittel gegeben: Nebenwirkungen treten auf, aber nicht die erwünschte Wirkung ... Amlodipin, als einziges Medikament gegeben, ist sicher keine gute Behandlung.

Eine neuere Untersuchung aus den USA zeigt ein ähnlich erschreckendes Bild: Es werden keine oder zu wenige Kontrollmessungen durchgeführt, die Behandlung wird nicht adäquat intensiviert, es werden keine zeitnahen Kontrolltermine vereinbart und keine Überweisungen zum Spezialisten ausgeschrieben. Im Endergebnis sind über 70 % der Patienten mit hohem Blutdruck völlig unzureichend behandelt.

zu wenige Kontrollmessungen

Viele Hausärzte sind einfach mit dem komplizierten Problem des hohen Blutdrucks überfordert oder nehmen das Problem nicht ernst genug.

So berichten Patienten folgende Aussagen aus Arztpraxen: Im Alter sei keine Behandlung mehr notwendig; der Patient sei zu jung für eine Behandlung; dieser Blutdruck gehöre zu dem Patienten, zu seinem Charakter; man müsse nicht behandeln, der Körper werde sich daran gewöhnen (bei einem Blutdruck von 170 mmHg systolisch); der Patient müsse sich nur beruhigen (bei gemessenen Werten von 180 mmHg systolisch). Bei einer anderen Patientin, die kurz zuvor einen Schlaganfall erlitten hatte (bei einem Blutdruck von 160 mmHg), sagte die Hausärztin: »Ach, diese Kardiologen, die meinen immer, der Blutdruck müsse so tief eingestellt werden ...«

Überforderung

Nicht selten wird zwar ein Blutdruckmittel verordnet, der Blutdruck aber nicht kontrolliert, sodass der Patient dieses Mittel gleichsam über Monate blind einnimmt. Niemand kontrolliert den Effekt der Behandlung.

Eine weitere Variante, das Budget nicht zu überschreiten, sieht so aus: Sobald die Blutdruckwerte die Marke von 140 mmHg erreicht haben (oder das Cholesterin einen Wert um 200 mg/dl), werden die Medikamente abgesetzt mit der Begründung, die Werte seien jetzt gut. Weitere Kontrollen werden nicht durchgeführt, da man sonst die Medikation sehr bald wieder ansetzen müsste ...

falsche Absetzung der Medikamente

Von ärztlicher Seite habe ich auch die Empfehlung gehört, bei starken Blutdruckschwankungen solle man nicht mehr so oft messen, damit man diese nicht mehr sehe ...

mangelnde Aufklärung

Eine neuere Studie zeigt deutlich, dass mangelnde Aufklärung dazu führt, dass die Medikamente falsch oder gar nicht eingenommen werden, mit negativen Folgen für die Gesundheit. Zeit oder die sogenannte »sprechende Medizin« werden aber nicht vergütet. Dies ist ein Versäumnis der Ärzte, die Ursache liegt aber eindeutig im System.

unzureichende Behandlung

Eine weitere Studie aus Lübeck zeigt das Problem von einer anderen Seite: Etwa die Hälfte der Herzpatienten erfährt eine inadäquate Behandlung, das heißt, ihr Blutfettspiegel ist zu hoch eingestellt. Durch eine unzureichende Behandlung treten 50 bis 80 Herzinfarkte, Schlaganfälle und Herztode pro 1.000 Einwohner in einem Zeitraum von 10 Jahren auf, die mit einer guten Behandlung vermeidbar wären.

Frauen werden noch schlechter behandelt als die ohnehin unzureichend behandelten Männer.

Jede Reduktion des LDL-Cholesterins um 4 mg% vermindert die Zahl der koronaren Ereignisse (Herzinfarkt, Schlaganfall) um 30 bis 40%. Die Senkung hoher Cholesterinwerte (Gesamtcholesterin unter 200 mg/dl, LDL unter 100 mg/dl) gehört selbstverständlich zu einer guten Blutdruckbehandlung dazu.

mangelnde Kenntnis

Budgetierung

Die schlechte Behandlung durch Hausärzte (so die Studie) hat mindestens zwei Gründe: zum einen die unzureichende Kenntnis der Hausärzte, zum anderen die Tatsache, dass die Empfehlungen der Fachgesellschaften nicht ernst genommen werden. Eine andere Ursache liegt aber in der Budgetierung: Sie sollen wenig Medikamente verordnen, um zu sparen (so die Vorgaben der Kassen), und werden zudem durch finanzielle Kürzungen bestraft, wenn sie notwendige und gute Medikamente verordnen.

Systembedingte Ursachen

Facharzt und Hausarzt

Im Gesundheitswesen herrscht eine Trennung zwischen Krankenhaus, Facharzt und Hausarzt: Facharzt und Krankenhaus geben nur eine Empfehlung, der Hausarzt führt meist die empfohlene Therapie einfach weiter, ohne die Medikamente je nach Verlauf des Blutdrucks zu ändern. Es ist nicht vorgesehen, dass Fachärzte behandeln. Diese schreiben lediglich Empfehlungen an den Hausarzt. In der Regel kennen sich Hausärzte aber in der differenzierten Blutdruckbehandlung nicht ausreichend aus.

Ein Ausschuss (Kassen-)Ärzte/Krankenkasse legt fest, welche Medikamente verordnet werden dürfen – es sind meist nur die billigsten.

Ärzte werden pauschal vergütet, sie bekommen eine bestimmte Summe pro Quartal und Patient, unabhängig davon, wie oft der Patient in diesem Quartal zum Arzt geht. Meist wird daher ein Medikament gegeben, und der Patient soll sich erst im nächsten Quartal erneut vorstellen. Auf diese Weise lässt sich aber ein Blutdruck nicht effektiv einstellen. Hierfür müsste der Patient alle sieben bis zehn Tage einbestellt und die Medikamente angepasst werden, bis der Blutdruck beim Zielwert angelangt ist. Es wird verständlich, dass bei einer pauschalierten Vergütung nicht so vorgegangen werden kann. In einem pauschalierten und gedeckelten System lässt sich eine gute und individuelle Medizin nicht praktizieren.

pauschale Vergütung

Die Kassen haben ein primäres, vordringliches Interesse: Sie wollen sparen, wenig ausgeben. Aus diesem Grund hört man gelegentlich folgendes Argument: Die medizinisch-wissenschaftliche Fachgesellschaft Deutsche Hochdruckliga DHL sei zu Pharma-freundlich, zu Pharma-nahe. Solche populistischen Argumente wirken wie ein Totschlag-Argument!

Klar ist Folgendes: Je strenger man den Blutdruck einstellt, desto eher müssen Medikamente gegeben werden, gute und teurere – das kostet Geld, spart aber an den Folgekosten. Das Ziel der DHL besteht jedoch darin, die Hypertonie so zu behandeln – und sie gibt dazu begründete Empfehlungen heraus –, dass gravierende Folgen (Herzinfarkt, Schlaganfall, Demenz ...) vermieden werden. Die DHL listet in ihren Empfehlungen auch sogenannte Billigmedikamente, gibt aber differenzierte Kommentare zu Vor- und Nachteilen des jeweiligen Medikaments.

an den Folgekosten sparen

Es muss eine Grundfrage offen gestellt und diskutiert werden: Wollen wir eine gute und effektive Medizin oder aber eine billige, die wenig kosten soll – die aber dann viele vermeidbare Infarkte und Schlaganfälle zulässt?

Die ökonomischen Zwänge des Systems sind politisch gewollt und gemacht, von den Kassen gewollt und unterstützt. Die meisten Bürger, die das komplizierte Gesundheitssystem nicht gut kennen, meinen, alles billig haben zu können. Alle diese Regelungen stehen einer effektiven Blutdruckbehandlung im Wege.

ökonomische Zwänge

Die Spitze der Absurditäten stellt das Institut für Qualität und Wirtschaftlichkeit im Gesundheitswesen (IQWiG) dar. Es handelt sich hierbei um eine Einrichtung mit Sitz in Köln, die von dem SPD-geführten Gesundheitsministerium eingerichtet wurde. Dieses Institut soll Medikamente und Therapieverfahren prüfen und im Sinne der Krankenkassen entscheiden. Es spricht Empfehlungen aus, die dann vom Ausschuss Ärzte / Krankenkassen umgesetzt werden. Für die Behandlung des hohen Blutdrucks hat sich dieses Institut für Diuretika und Betablocker als Mittel der ersten Wahl ausgesprochen – entgegen den Empfehlungen aller Fachgesellschaften. Wir haben im Kapitel über die Blutdruck-Medikamente gesehen, wie medizinisch falsch und schädlich eine solche Empfehlung ist. Historisch ist das Institut mit dieser Empfehlung auf dem Stand von etwa 1976 stehen geblieben: Ende der 50er-Jahre kamen die Diuretika auf den Markt, in den 60er-Jahren die Betablocker. Diese wissenschaftlich unhaltbare Empfehlung basiert auf einer sehr einfachen Tatsache: Diuretika und Betablocker sind die billigsten Medikamente in der Blutdruckbehandlung, erzeugen aber erhebliche Nebenwirkungen und Probleme! Das Vorgehen des Instituts ist insofern ein Skandal, als sich das Institut über die Beiträge der Kassenversicherten finanziert. Das bedeutet paradoxerweise, dass jeder Kassenpatient mit seinen monatlichen Beiträgen seine schlechte und wissenschaftlich nicht haltbare Behandlung finanziert – ohne es zu wissen!

medizinisch falsche Empfehlung

In diesem Sinne erscheint die Existenz dieses Instituts äußerst fragwürdig. Man könnte hier viel Geld sparen, das man in die bessere Behandlung der Patienten investieren könnte. Es existieren sehr gute, immer wieder aktualisierte Empfehlungen der medizinischen Fachgesellschaften, die den aktuellen Stand der Behandlungsmöglichkeiten fundiert wiedergeben.

Ausgewählte Literatur

Allgemeine Literatur

Abholz, H.H., »Versorgung von Typ-2-Diabetikern: Eine Arbeit, zwei Interpretationen«, in: *Deutsches Ärzteblatt,* Jg. 104, Heft 13, 30.3.2007

Agarwal, R. et al., »Prognostic significance between arm blood pressure difference«, in: *Hypertension,* 2008; 51:657

Aktuelle Leitlinien zur Behandlung der arteriellen Hypertonie, Deutsche Hochdruckliga 2008 sowie Update 2011

Archives of Pediatric & Adolescent Medicin, 2010; 164:425

Aumiller, J., »Favorisiert wird die individualisierte Betreuung«, in: *Cardiovasc,* 2013; 13 (4)

Aumiller, J., »Smog – ein unabhängiger Risikofaktor für die Hypertonie?«, in: *MMW-Fortschr. Med.,* Nr. 12/2012

Aumiller, J., »Wie Hausärzte den Hochdruck bewerten«, in: *MMW-Fortschr. Med.,* Nr. 3/2006

Baer, F.M., »Arterielle Hypertonie – Epidemiologie, Definition und Folgeerkrankungen«, in: *Der niedergelassene Arzt,* 7/2009

Baer, F.M., »Blutdruck und kardiovaskuläre Begleiterkrankungen«, in: *Der niedergelassene Arzt,* 9/2012

Baer, F.M., »Bluthochdruck und kardiovaskuläre Begleiterkrankungen«, in: *Der niedergelassene Arzt,* 3/2009, S. 37

Baumhäkel, M. et al., »Blutdrucksenker und Erektionsstörungen«, in: *Druckpunkt,* 1/2011, S. 22

Becker, A. et al., »Nicht nur hoher, sondern auch schwankender Blutdruck steigert das Schlaganfallrisiko«, in: *Cardio Medizin,* 5/2010, S. 17

Benavente, R. et al., »Blood-pressure target in patients with recent lacunar stroke«, in: *The Lancet,* 2013;382(9891):507–515

Bibra, H. v., »Diastolische Dysfunktion: Die myokardiale Komponente kardiovaskulärer Erkrankungen bei Prä-Diabetes«, in: *Diabetes, Stoffwechsel und Herz,* 2009; 18:259

»Blutdruck ist der größte Killer«, in: *Frankfurter Rundschau online,* 13.12.12

Bönner, G., »Wie viel Drucksenkung ist durch Abspecken zu erwarten?«, in: *MMW-Fortschr. Med.,* Nr. 22/2011, S. 47

Borzecki, A.M. et al., »The epidemiology and management of severe hypertension«, in: *J. Hum. Hypertens,* 24(2010)9

Bublak, R., »Ein Blutdruckziel für alle: Neue europäische Leitlinien für die Hypertonie«, in: *ÄrzteZeitung,* 19.6.2013

Busch, M., »Vorhofflimmern kann kognitiven Abbau fördern«, in: *Cardiovasc,* 2013; 13 (4)

Cederholm, J. et al., »Blood pressure and risk of cardiovascular disease in type 2 diabetes«, in: *J. Hum. Hypertens*, 2012, DOI:10.1297, aus: *Cardiovasc*, 7/2012
Clark, C.E. et al., »Association of a difference in systolic blood pressure between arms with vascular disease and mortality«, in: *The Lancet*, 379 (2012), 905
Der Internist, Heft 4/2009, Thema: Hypertonie
»Die neuen Hypertonie-Leitlinien setzen auf einheitliche Ziele und individuelle Strategie«, in: *Medical Tribune*, Nr. 40, 4.10.13
Dörner, K., *Der gute Arzt*, Stuttgart 2001
Druckpunkt, Ausgabe 4/2008
Druckpunkt, Ausgabe 6/2014
Düsing, R., »Ältere Menschen profitieren von einer Blutdrucksenkung«, in: *Cardiovasc*, 1/2009
Einecke, D., »US-Leitlinien lockern Blutdruck-Ziele«, in: *ÄrzteZeitung*, Nr. 19, 19.2.2014
Ewen, S. et al., »Interventionelle Hypertonie-Therapie bei Diabetes mellitus«, in: *Herz*, 3/2014, S. 325
Forschung und Praxis, Ausgabe 448, März 2007, Schwerpunkt-Thema: Der Übergewichtige als Hochrisiko-Patient
Fortbildungsveranstaltungen der Deutschen Hochdruckliga von 2006 bis 2012
Gerber, M., »Sport als Stresskiller: Fakt oder Fiktion?«, in: *Druckpunkt*, 2/2010
Germing, A., »Systolische und diastolische Herzinsuffizienz«, in: *Kompendium Herz-Kreislauf*, März 2007
Gessner, C., »Hochdruck-Therapie hat sich verändert«, in: *Medical Tribune*, Nr. 51/52, 20.12.13
Gesundheitsberichterstattung des Bundes, hrsg. vom Robert-Koch-Institut, Berlin:
Heft 43: Hypertonie, 2008
Heft 48: Krankheitskosten, 2009
Heft 16: Übergewicht und Adipositas, 2003
Heft 33: Koronare Herzerkrankung und akuter Myokardinfarkt, 2006
Heft 24: Diabetes mellitus, 2005
Görtzen, A. et al., »Adipositas – eine Einführung in molekulare Mechanismen«, in: *Deutsches Ärzteblatt*, Jg. 104, Heft 17, 27.4.2007, S. A1166
Gross, R., Schölmerich, P., Gerok, W., *Lehrbuch der Inneren Medizin*, Stuttgart 1987
Hacke, C., »Bluthochdruck im Kindes- und Jugendalter«, in: *MMW-Fortschr. Med.*, Nr. 14/2012
Hajjar, I. et al., »Impact of Angiotensin receptor blockers on Alzheimer disease neuropathology in a large brain autopsy series«, in: *Arch. Neurol.* 2012; 69.1632
Harrisons Innere Medizin, Berlin 2001
Hawkley, L.C. et al., »Loneliness predicts increased blood pressure«, in: *Psychology and Aging*, 2010, 25:132
Herz, Nr. 7/2012, Schwerpunktthema: Hypertonie
Holzgreve, H., »Hält die Polypille, was sie verspricht?«, in: *MMW-Fortschr. Med.*, 2014; 156(1)

Holzgreve, H., »Maskierte Hypertonie«, in: *MMW-Fortschr. Med.,* Nr. 10/2010, S. 42

Hornbostel, H., Kaufmann, W., Siegenthaler, W., *Innere Medizin in Praxis und Klinik,* Stuttgart 1977

Hoyer, J., Kreutz, R., »Bei Senioren ist ein normaler Blutdruck die Ausnahme«, in: *MMW-Fortschr. Med.,* Nr. 47/2010, S. 30

Jäger, M. et al., »Metabolisches Syndrom und koronare Herz-Krankheit im Alter«, in: *Herzmedizin,* Jg. 27, Nr. 2/2010

Jost, S. (Hrsg.), *Hypertonie interdisziplinär,* Heidelberg 2009

Ketelhut, R.G., »Keine Hochdrucktherapie ohne Allgemeinmaßnahmen«, in: *MMW-Fortschr. Med.,* Nr. 9/2013, S. 62

Koskinen, J. et al., »Arterial structure and function after recovery from the metabolic syndrom«, in: *Circulation* 2010;121:392

Krayenbühl, P., Kübler, W., *Kardiologie in Klinik und Praxis,* Stuttgart 1981

Kreutz, R., »Besonderheiten der Pharmakotherapie bei älteren Hypertonikern«, in: *Der Internist,* 2009; 50:442

Kreutz, R., »Hypertonie im Alter: Was ist anders?«, in: *MMW-Fortschr. Med.,* Nr. 47/2010, S. 31

Kreutz, R., »Zahl der gut eingestellten Patienten unzufriedenstellend«, in: *Cardio News,* November 2006

Lampert, T., »Tabakkonsum, sportliche Inaktivität und Adipositas«, in: *Deutsches Ärzteblatt,* Jg. 107, Heft 1–2, 7.1.2010

»Leitlinien empfehlen Fixkombinationen«, in: *MMW-Fortschr. Med.,* 2014;156(7)

Lenz, T., *Hypertonie in Klinik und Praxis,* Stuttgart 2008

Lerch, S., »Blutdrucksenkung ist die beste Prävention«, in: *Cardiovasc,* 5/2012

Linkeschova, B., »Arterielle Gefäßsteifigkeit bei Patienten mit Diabetes mellitus Typ 2«, in: *Diabetes, Stoffwechsel und Herz,* Band 18, 3/2009, S. 177

Losse, H., Renner, E., *Klinische Nephrologie,* Stuttgart 1982

Lüders, S. et al., »24-h-Langzeitblutdruckmessung (ABDM)«, in: *Der Kardiologe,* 3/2013

Lüders, S. et al., »Ambulante 24-h-Langzeitmessung«, in: *CME,* 7/2014

Mashur, F. et al., »Primär- und Sekundärprophylaxe des Schlaganfalls«, in: *Der Internist,* 12/2012, S. 1496–1504

Med Welt, Nr. 1–2/2008, Schwerpunkt-Thema: Adipositas

Med. Welt, Nr. 11–12/2009, Schwerpunkt-Thema: Hypertonie

Meinertz, T., Sydow, K., »Diabetes mellitus – Risikofaktor für Vorhofflimmern«, in: *Herz,* 3/2014

Middeke, M., »Bluten, bis der Blutdruck stimmt«, in: *MMW-Fortschr. Med.,* Nr. 14/2012

Middeke, M., »Pulswellen-Analyse deckt das Alter der Gefäße auf«, In: *MMW-Fortschr. Med.,* Nr. 16/2012

Middeke, M., »RR reicht nicht mehr«, in: *Deutsches Ärzteblatt,* Jg. 111, Heft 13, 28.3.2014

Mitchell, A., »Hochdruck-Frauen brauchen spezielle Therapie«, in: *CME* 9/2007, S. 18
Mitchell, A., »Neue Leitlinien zu Diagnostik, Zielwerten und Therapie«, in: *MMW-Fortschr. Med.*, 2013; 155(17)
Motz, W., »Auf die Begleitkrankheiten kommt es an«, in: *Cardiovasc*, 1/2006
Nieren- und Hochdruckkrankheiten, April 2009, Thema: Leitlinien zur Behandlung der arteriellen Hypertonie
Nürnberger, J. et al., »Die arterielle Compliance (Gefäßsteifigkeit) zur Aufdeckung einer subklinischen Atherosklerose«, in: *Herz*, 32/2007, Nr. 5
Nürnberger, J., Philipp, T., »Moderne antihypertensive Therapie im Licht der arteriellen Gefäßfunktion«, in: *DMW*, 2006; 131:2610
Oberleithner, H., »Blutgefäße reagieren auf Salz«, in: *Druckpunkt*, 3–4/2009
Oertelt-Prigione, S., »Was bei Frauen anders ist«, in: *MMW-Fortschr. Med.*, Nr.13/2010, S. 48
Ornish, D., *Revolution in der Herztherapie*, Stuttgart 1992
Overbeck, P., »Welt-Hypertonie-Tag 2013: Fokus auf den Herzrhythmus«, in: *ÄrzteZeitung*, 17.5.2013
Predel, H.G., »Nutzen wir die Chancen«, in: *MMW-Fortschr. Med.*, Nr. 45/2011
Raff, U. et al., »Hypertensive Krise«, in: *MMW-Fortschr. Med.*, Nr. 8/2012
Rahn, K.H., »Weniger Druck, mehr Lebensqualität«, in: *CME*, 2010, 7(3): S. 7
Reinhardt, A. et al., »Das Gesamtrisiko bestimmt die Therapie«, in: *MMW-Fortschr. Med.*, Nr. 46/2009
Ringelstein, E.B., »Bluthochdruck-Gefahr fürs Gehirn«, in: *Journal Reise und Gesundheit*, 3/2013
Ringelstein, E.B., Knecht, S., »Bluthochdruck und isolierter systolischer Hypertonus – wichtigste Risikofaktoren des Schlaganfalls«, in: *Deutsches Ärzteblatt*, Jg. 103, Heft 27, 7.7.2006, S. A1906
Ringelstein, E.B. et al., »Demenz effektiv vorbeugen«, in: *Druckpunkt*, 2/2011, S. 16
Ritter, M.A. et al., »Messung des arteriellen Blutdrucks«, in: *Deutsches Ärzteblatt*, Jg. 104, Heft 20, 18.5.2007, S. A1406
Roskamp, H., Reindell, H., *Herz-Krankheiten*, Berlin 1996
Rützler, K. et al., »Bluthochdruck bei Kindern und Jugendlichen«, in: *Deutsches Zentrum für herzkranke Kinder*, 1/2006
Schmieder, R.E., »Hypertoniebedingte Endorganschäden«, in: *Deutsches Ärzteblatt*, Jg. 107, Heft 49, 10.12.2010, S. 866
Schumacher, B., »Immer wieder Ausreißer beim Blutdruck: Insult-Risiko steigt«, In: *ÄrzteZeitung*, 23.4.14
Schumacher, B., »Schwere Bürde: mit 20 adipös, mit 50 chronisch krank«, in: *ÄrzteZeitung*, 22.5.2013
Schunkert, H., »Abnahme der Fettmasse senkt den Blutdruck«, in: *Cardio News* 9/2010, S. 46
Schunkert, H., Rump, L.C., »Nur 15 % der Hypertoniker richtig behandelt«, in: *CardioVasc*, 1/2008, S. 4

Schwandt, P., *Handbuch der Fettstoffwechselstörungen,* Stuttgart 1995
Sellmann, T. et al., »Einfluss arterieller Hypertonie bei Polytrauma und Schädel-Hirn-Trauma«, in: *Deutsches Ärzteblatt,* Jg. 109, Heft 49, 7.12.2012
»Sind wir beim Hochdruck zu lasch?«, in: *Arch. Intern. Med.* 2007; 167.141
Spielberg, P., »Mehr Adipöse, weniger Raucher«, in: *Deutsches Ärzteblatt,* Jg. 107, Heft 51–52, 27.12.2010, S. A 2544
Stoschitzky, K., »Kreuzprodukt als Risikofaktor«, in: *Druckpunkt,* 2/2011, S. 10
Tholl, U., Anlauf, M., »Welche Kontrolluntersuchungen sind sinnvoll?«, in: *Cardiovasc,* 5/2007
Towfighi, A. et al., »Immer wieder Ausreißer beim Blutdruck: Insult-Risiko steigt, aus: *MMW-Fortschr. Med.,* 2014;156(8)
»TV kann tödlich sein«, in: *Circulation,* 11.1.2010, aus: *MMW-Fortschr. Med.,* 3/2010
Vallbracht, C., Kaltenbach, M., *Herz Kreislauf kompakt,* Berlin 2006
Wagner, J., *Praktische Kardiologie,* Berlin 1985
Waldhäusl, W. (Hrsg.), *Diabetes in der Praxis,* Berlin 2004
Wehling, M. in: *ÄrzteZeitung,* 21.12.2010: Praxisumfrage 2010 unter 1171 Kardiologen, Allgemeinmedizinern und Internisten
Wiehl, M., »Aktualisierung der ESH-ESC-Leitlinien«, in: *Arzneimitteltherapie,* Jg. 31, Heft 9/2013
Williams, B. et al., »Differential Impact of blood pressure lowering drugs on central aortic pressure and clinical outcomes«, in: *Circulation,* March 7, 2006
Willms, B., »Bewegung als Prävention und Therapie«, in: *Diabetes-Congress-Report* 4/2010
Willms, B. et al., »Ernährung, Adipositas und Diabetes«, in: *Diabetes-Congress-Report* 3/2009, S. 46
Windmann, A., »Krank wie Opa«, in: *Der Spiegel,* 15/2013
Wülker, A., »Hochdruckkrise: Was Sie jetzt tun sollten«, in: *Medical Tribune,* Jg. 49, Nr. 19, 9.5.2014
Yokoyama, Y. et al., »Vegetarian Diets and Blood Pressure«, in: *JAMA Intern Med.,* 2014;174(4):577–587
Zidek, W., »Den Hypertoniker gibt es nicht«, in: *MMW-Fortschr. Med.,* Nr. 20/2010
Zwaan, M. de et al., »Komorbidität bei Adipositas wird oft übersehen«, in: *CardioVasc* 6/2009, S. 36

Besondere Blutdruckformen

Düsing, R., »Nur knapp 10 % aller Hypertoniker sind wirklich resistent«, in: *Cardiovasc,* 5/2012, S. 59
Hochdruck in der Schwangerschaft, Broschüre der Deutschen Hochdruckliga, Heidelberg 2008
Homuth, V., Kreutz, R., »Hypertonie in der Schwangerschaft«, Fortbildung der Deutschen Hochdruckliga, 2009

Kumbhani, D.J. et al., »Resistant hypertension: a frequent and ominous finding among hypertensive patients with atherothrombosis«, in: *Eur. Heart J.*, 2012, Online-Ausgabe vom 9.11.12

Li, D.K., »Maternal exposure to angiotensin converting enzyme inhibitors in the first trimester and risk of malformations in offspring: a retrospective cohort study«, in: *Brit. Med. J.* 2011;343:d5931

Luft, F.C., »Der primäre Aldosteronismus«, Fortbildung der Deutschen Hochdruckliga

Mahfoud, F. et al., »Behandlungsstrategien bei therapierefraktärer arterieller Hypertonie«, in: *Deutsches Ärzteblatt*, Jg. 108, Heft 43, 28.10.2011

Mann, W.A., »Adäquate Diagnostik der sekundären Hypertonie«, in: *MMW-Fortschr. Med.*, Nr. 51–52/2011, S. 39

Mitchell, A., »Bluthochdruck durch die Pille«, in: *CardioVasc*, 6/2012, S. 27

Rademacher, J., »Nierenarterienstenose«, in: *Der Nephrologe*, 6/2009, S. 507

Rath, W., Fischer, T., »Diagnostik und Therapie hypertensiver Schwangerschafts-Erkrankungen«, in: *Deutsches Ärzteblatt*, Jg. 106, Heft 45, 6.11.2009, S. 733

Renovaskuläre Hypertonie, Broschüre der Deutschen Hochdruckliga, Heidelberg [3]2007

Siekierka-Harreis, M. et al., »Therapierefraktäre Hypertonie«, in: *Der Internist*, Dez. 2012, S. 1411–1419

Stingl, W., »Resistente Hypertonie seltener als diagnostiziert«, in: *Der Privatarzt*, 2014

Weber, F., Anlauf, M., »Therapieresistente Hypertonie – Diagnostik und konservative Therapieoptionen«, in: *Deutsches Ärzteblatt*, Heft 25, 20.6.2014

Weil, J., »So wird sie doch noch behandelbar«, in: *MMW-Fortschr. Med.*, Nr. 6/2012

Zeller, T., »Nierenarterienstenose«, Fortbildung der Deutschen Hochdruckliga, 2009

Zidek, W., »Therapieresistente Hypertonie«, Fortbildung der Deutschen Hochdruckliga, 12/2012

Was kann ich für meine Gesundheit tun?

»Analyse bestätigt: Planzenöle statt Butter schützt das Herz«, in: *ÄrzteZeitung*, 31.3.2010

»Ballaststoffe verhindern Schlaganfall«, in: *MMW-Fortschr. Med.*, 2013;155 (15)

Braunwarth, A., »Statintherapie lässt sich mit pflanzlichen Mitteln unterstützen«, in: *Medical Tribune*, Jg. 48, Nr. 45, 8.11.2013

Braunwarth, A., »Wie nächtlicher Fluglärm die Arterien angreift«, in: *Medical Tribune*, Jg. 48, Nr. 35, 30.8.13

»DHL: Deutsche Hochdruckliga fordert Kennzeichnung für Salz«, in: *Druckpunkt*, 1/2010

Druml, W., »Salt kills! Je mehr Salz, desto weniger Lebensjahre«, in: *Nutrition-News*, 2/2010

Franz, I.W., »Die richtige Ernährung für den Hochdruckpatienten«, in: *MMW-Fortschr. Med.*, Nr. 7/2008, S. 38

»Gesund altern – etwas mehr Bewegung macht's möglich«, in: *ÄrzteZeitung*, 29./30.1.2010

»Gesunde Ernährung im Alter: Chance auf ein langes Leben«, in: *ÄrzteZeitung*, 13.1.2011

Holzgreve, H., »Andante cantabile besser als Allegro energico«, in: *MMW-Fortschr. Med.*, 2014;156(6)

»Kein Handy, Computer oder Tablet vor dem Schlafengehen«, in: *MMW-Fortschr. Med.* 2014;156(8)

Klaus, D. et al., »Die Beschränkung der Kochsalzzufuhr in der Gesamtbevölkerung verspricht langfristig großen Nutzen«, in: *DMW*, Jg. 134, Suppl. 3, 15.5.2009

Klaus, D. et al., »Kochsalzrestriktion zur Prävention kardiovaskulärer Erkrankungen, in: *Deutsches Ärzteblatt*, Jg. 107, Heft 26, 2.7.2010, S. 457

Klaus, D., »Nicht-medikamentöse Maßnahmen bei Hypertonie«, in: *MMW-Fortschr. Med.*, Nr. 18/2010, S. 49

Klaus, D. et al., »Optimale Kochsalzaufnahme – Nutzen und mögliche Risiken einer generellen Kochsalzbeschränkung«, in: *Nieren- und Hochdruckkrankheiten*, Jg. 40, Nr. 3/2011, S. 97–110

Klaus, D., »Sechs Gramm sind genug!«, in: *MMW-Fortschr. Med.*, Nr. 47/2010, S. 36

Klinkhammer, G., »Heilkraft der klassischen Musik: Bach und Mozart gegen Bluthochdruck«, in: *Deutsches Ärzteblatt*, Jg. 110, Heft 51–52, 23.12.2013

Kvaavik, E. et al., »Influence of individual and combined health behaviors on total and cause-specific mortality in men and women: the United Kingdom health and lifestyle survey«, in: *Arch. Intern. Med.*, 170, 2010, 711–718

Löllgen, H. et al., »Risikoreduktion kardiovaskulärer Erkrankungen durch körperliche Aktivität«, in: *Der Internist*, Heft 1, Januar 2012, S. 20

Matthis, M., »Meditation und Entspannungsverfahren bei Bluthochdruck und Herz-Kreislauf-Erkrankungen«, in: *Druckpunkt*, 1/2014

Meißner, T., »10.000 Schritte sollst du geh'n – so schwer ist Bewegung im Alltag gar nicht«, in: *ÄrzteZeitung*, 16./17.4.2010

Middeke, M. et al., *Bluthochdruck senken ohne Medikamente*, Stuttgart 2005

Middeke, M., »Salzkonsum und kardiovaskuläres Risiko«, in: *Der Internist*, Heft 1, Januar 2012, S. 14

»Mit Bach den Blutdruck senken«, in: *Druckpunkt*, 1/2014

Müller, T., »Gesunde Ernährung für eine bessere Qualität der Spermien«, in: *ÄrzteZeitung*, 9.11.2011

Nolde, E., »Erdrückende Beweislast: Fluglärm erhöht kardiovaskuläre Risiken«, in: *Medical Tribune*, Jg. 48, Nr. 48, 29.11.13

Oberhofer, E., »Brausetabletten fördern einen hohen Blutdruck«, in: *ÄrzteZeitung*, 6./7.12.2013

Pimenta, E. et al., »Effects of dietary sodium reduction on blood pressure in subjects with resistant hypertension«, in: *Hypertension,* 2009; 54:475–481
Predel, H.G., »Was sich ohne Medikamente erreichen lässt«, in: *MMW-Fortschr. Med.,* Nr. 8/2012, S. 59
Samieri, C. et al., »Olive oil consumption, plasma oleic acid and stroke incidence«, in: *MMW-Fortschr. Med.,* Nr. 26–28/2011, S. 29
Schlimpert, W., »Zu viel Zeit vor dem Bildschirm erhöht den Belastungshochdruck«, in: *Druckpunkt,* 1/2014
Schmid, R., »Sieben Stunden vor TV und PC macht Kinder krank und aggressiv«, in: *ÄrzteZeitung,* 23.3.2011
Starostzik, C., »Fluglärm: mehr Infarkte und erhöhte Mortalität in der Einflugschneise«, in: *ÄrzteZeitung,* Nr. 163, 16.10.2013
Stiefelhagen, P., »Was ist Unsinn und was nicht?«, in: *MMW-Fortschr. Med.,* Nr. 15/2010, S. 24
Timio, M. et al., »Age and blood pressure changes. A 20-jear follow-up study of nuns of a secluded order«, in: *Hypertension,* 1988, 12,4; S. 457–461
»Wer regelmäßig joggt, der lebt auch länger«, in: *ÄrzteZeitung,* 9.5.2012
»Zu viel Fernsehen steigert Risiko für Diabetes deutlich«, in: *ÄrzteZeitung,* 21.6.2011

Einige Kuriositäten – am Rande?

Arch. Intern. Med., 2012; 176:186
ÄrzteZeitung, 16.12.2008; 12.5.2010; 19.6.2012; 21.9.2012
Cassidy, A., »Habitual intake of flavonoid subclasses and incident hypertension in adults«, in: *American Journal of Clinical Nutrition,* 2011; 93:338–347
Einecke, D., »Parmesankäse hemmt ACE-System und senkt den Blutdruck!«, (Quelle: G. Crippa et al., in: *Hypertension* 2012;30 (e-Suppl.A):e376), in: *MMW-Fortschr. Med,* 154. Jg., 10/2012
Franco, O. et al., »Chocolate consumption and cardiometabolic disorders: systematic review and meta-analysis«, in: *BMJ,* 2011; 343:d4488, aus: *ÄrzteZeitung,* 30.8.11
Frankfurter Rundschau, 20.8.2012
Heiss, C. et al., »Improvement of endothelial function«, in: *J. Am. Coll. Cardiol.,* 2010; 56(3) 218–24
McKay, D., »Hibiskustee senkt den Blutdruck«, in: *CardioVasc,* 7–8/2008
Naturamed, 6/2010
PNAS 2006; 103 (4):1024–1029
Ried, K. et al., »Does chocolate reduce blood pressure? A meta-analysis«, in: *BMC Med,* 2010;8:39
Salas-Salvadó, J. et al., »Effect of a mediterranean diet supplemented with nuts on metabolic syndrome status«, in: *Arch. Intern. Med.,* 168, 2008, 2449
Wang, L. et al., »Dietary intake of dairy products«, in: *MMW-Fortschr. Med.,* Jg. 150, Nr. 10/2008

Willis, L. M. et al., »Dose-dependent effects of walnuts on motor and cognitive function in aged rats«, in: *British Journal of Nutrition* (2009) 101, 1140–1144

Therapie

Ahmed, K. et al., »Nikotinsäure bei Fettstoffwechselstörungen«, in: *Pharmazie in unserer Zeit*, 2/2007, S. 120
Aumiller, J., »Bedeutungsverlust – Diuretika als Antihypertensiva«, in: *Cardiovasc*, 1/2012, S. 14
Aumiller, J., »Viel Pro, aber auch hartnäckiges Kontra«, in: *Cardiovasc*, 1/2014:6–7
Bahlmann, F.H. et al., »Stimulation endothelialer Progenitorzellen«, in: *Hypertension*, April 2005, Band 45, Nr. 4
Bang, L.M. et al., »Lercanidipine. A review of its efficacy in the management of hypertension«, in: *Drugs*, 2003; 63 (22), 2449–72
Bavastro, P., Kümmell, H.C. (Hrsg.), *Das Herz des Menschen*, Stuttgart 1999
Bessere Cholesterinwerte auch ohne (!) Medikamente, hrsg. von der DGFF (Lipid-Liga), München 2011
Biesalski, H.K. (Hrsg.), *Ernährungsmedizin*, Stuttgart 1999
Bischoff, A., »AT1-Blockade schützt Gefäße frühzeitig«, in: *Deutsches Ärzteblatt*, Jg. 208, Heft 40, 1.10.2011
Bischoff, M., »Renale Denervation: Blutdrucksenkung – and more?«, in: *Kompendium Herz-Kreislauf*, 2014;10(1)
Böhm, M. et al., *Therapiehandbuch Carvedilol*, Stuttgart 2001
Bönne, G., »Arzneimittelnebenwirkung oder schlechte Patientenführung?«, in: *MMW-Fortschr. Med.*, Nr. 41/2010, S. 51
Bopp, A., Breitkreuz, T., *Blutdruck senken. Das 3-Typen-Konzept*, München 2009
Bopp, A., »Individuell umgehen mit dem Bluthochdruck«, in: *Info 3*, 9/2010
Brandt, M.C. et al., »Renale Sympathikusdenervation«, in: *Herz*, 1/2011, S. 8
Braunwarth, A., »Hypertonie: Wer profitiert wirklich von der renalen Denervation?«, in: *Medical Tribune*, Jg. 49, Nr. 8, 21.2.14
Breitkreuz, T., »Blutdruck ist eine Typfrage«, in: *Weleda-Magazin*, Winter 4/2009
Breitkreuz, T., Meyer, F., *Erkrankungen des Herz-Kreislauf-Systems*, Schwäbisch Gmünd 2007
Breitkreuz, T., »Hypertonie ist eine Typenfrage«, in: *Praxisforum*, 1/2008, 2/2008 und 1/2009
Derer, W., »Neue Antihypertensiva in Sicht«, in: *MMW-Fortschr. Med.*, 4/2012, S. 72
Derer, W., »Stellenwert der fixen Dreierkombination«, in: *MMW-Fortschr. Med.*, 46/2011, S. 50
Destro, M. et al., »Vergleich der Wirksamkeit von Valsartan und Olmesartan bei leichter bis mittelschwerer Hypertonie«, in: *Advance in Therapie*, Ausgabe 22, Nr. 1, Januar/Februar 2005

Dietl, H., Ohlenschläger, G., *Handbuch der orthomolekularen Medizin,* Heidelberg 2003

Dominiak, P., »Äquivalenzdosen der in Deutschland verfügbaren AT1-Rezeptor-Antagonisten«, in: *DMW,* 2003;128:2315

Eckert, S., »Erste Langzeitdaten: Was bringt die Baroreflexstimulation bei therapierefraktärer Hypertonie?«, in: *MMW-Fortschr. Med.,* Nr. 6/2011, S. 49

Einecke, D., »Beeindruckende Plaque-Reduzierung unter hochdosierten Statinen«, in: *MMW-Fortschr. Med.,* Nr. 49–50/2011, S. 18

Einecke, D., »Renale Denervation enttäuscht in großer Studie«, in: *MMW-Fortschr. Med.,* 2014;156(7)

Einecke, D., »Renale Denervation nicht besser als Schein-Prozedur«, in: *Herz,* 3/2014

Fintelmann, V., Weiss, R.F., *Lehrbuch der Phytotherapie,* Stuttgart 2002

Fliser, D. et al., »Antiinflammatorische Wirkung der Blockade des Angiotensin-II-Subtyp-1-Rezeptors bei Hypertonie-Patienten mit Mikroinflammation«, in: *Circulation,* Band 110, Nr. 9, 31.8.2004

Fogari, R. et al., »Sexuelle Aktivität bei hypertensiven Männern unter Therapie mit Valsartan oder Carvedilol: eine Crossover-Studie«, in: *Am. Journal of Hypertension,* 2001; 14:27–31

»Für den Gefäßschutz sind auch hohe HDL-Werte wichtig«, in: *ÄrzteZeitung,* 28.7.2010, siehe auch *Arch. Intern. Med.,* 2009, 169,1775

Gessner, C., »Hochdruck plus Nierenarterien-Stenose: Auf antihypertensive Therapie setzen«, in: *Medical Tribune,* Jg. 48, Nr. 49, 6.12.2013

»Ginkgo-Spezialextrakt verzögert geistigen Abbau«, in: *Der niedergelassene Arzt,* 7/2013

Graf, T. et al., »Behandlung einer Patientin mittels perkutaner renaler Denervation«, in: *Cardiovasc,* 5/2012, S. 28

Grätzel von Grätz, P., »Bluthochdruck: Letzter Ausweg renale Denervation«, in: *ÄrzteZeitung,* Nr. 54, 16./17.5.2014

Grätzel von Grätz, P., Einecke, D., »Katheter-Eingriff statt Pille: Wirklich eine gute Option?«, in: *MMW-Fortschr. Med.,* 2014;156(2)

Gröber, U., *Orthomolekulare Medizin,* Stuttgart 2002

Gröber, U., »Statin-induzierte Coenzym-Q10-Depletion«, in: *Zeitschrift für Orthomolekulare Medizin,* 2006;2:35–36

Gruber, J., »Rhythmus, Lebensstil und Blutdruck«, in: *Praxisforum. Zeitschrift für Anthroposophische Medizin,* Heft 4/2010

Haller, H. et al., »Verhinderung der Mikroalbuminurie bei Patienten mit Diabetes«, in: *Journal of Hypertension,* Band 24, 2/2006

Himmel, F. et al., »Die renale Denervation als Therapiestrategie der medikamentös refraktären arteriellen Hypertonie«, in: *Nieren- und Hochdruckkrankheiten,* Jg. 40, Nr. 3/2011, S. 11–116

Hirohata, A. et al., »Impact of olmesartan on progression of coronary atherosclerosis«, in: *J. of the American College of Cardiology,* Vol. 55, Nr. 10, 2010, S. 976

»Hochdrucktherapie bereits für Prähypertoniker?«, in: *ÄrzteZeitung,* 12.12.2011
Holzgreve, H., »Analyse einer Fehleinschätzung«, in: *Deutsches Ärzteblatt,* Heft 18, 2.5.2014
Holzgreve, H., »Kalziumantagonisten günstig, Betablocker ungünstig«, in: *MMW-Fortschr. Med.,* Nr. 31–32/2010, S. 47
Holzgreve, H., »Präoperatives Statin verhindert kardiovaskuläre Komplikationen«, in: *MMW-Fortschr. Med.,* Nr. 51–52/2009, S. 28
Husemann, F., Wolff, O., *Das Bild des Menschen als Grundlage der Heilkunst,* Stuttgart 1978
Ignarro, L.J., »Experimental evidences of nitric oxide-dependent vasodilatatory activity of Nebivolol«, in: *Blood pressure,* 2004; 13, Suppl 1:2–16
Jaeger, B.R. et al., »Omega-3-Kombination ergänzt Statintherapie«, in: *NaturaMed,* 6/2010, S. 13
Knöpfel, S., *Blickpunkt Nebivolol,* Stuttgart 2002
Kreuzer, J., »Hohe Triglyceride und Herzrisiko: Was ist gesichert?«, in: *CardioVasc,* 3/2010, S. 33
Krönig, B., »Optimierte antihypertensive Therapie mit neuen Kalziumantagonisten«, in: *Nieren- und Hochdruckkrankheiten,* Jg. 35, Nr. 12/2006
Kurtz, T.W. et al., »Next generation multifunctional angiotensin receptor blockers«, in: *Hypertension Research* (2009), 1–9
Ladwig, K.H., »Stress, Depression und kardiovaskuläres Risiko«, in: *Praxisforum. Zeitschrift für Anthroposophische Medizin,* 2/2010
Madrid, A.H. et al., »Anwendung von Irbesartan zur Aufrechterhaltung des Sinusrhythmus bei Patienten mit lang anhaltendem persistierendem Vorhofflimmern«, in: *Circulation,* Band 106, Nr. 3, 16.6.2002
Mahfoud, F. et al., »Neue Methode«, in: *Der Kardiologe,* 6.12.2009, S. 474–479
»Mehr als ein Messwert. Ein Rundtisch-Gespräch über die Bedeutung des Blutdrucks und die Behandlungsmöglichkeiten der Hypertonie«, in: *Medizin individuell,* Herbst 2009
Merkens, H., »Therapie des metabolischen Syndroms«, in: *Praxisforum. Zeitschrift für Anthroposophische Medizin,* 2/2011
Meyer, R., »Ist HDL-Cholesterin überhaupt protektiv wirksam?«, in: *Deutsches Ärzteblatt,* Jg. 109, Heft 24, 15.6.2012, S. A1234
»Mit Kombinationstherapie zum LDL-Cholesterinzielwert«, in: *MMW-Fortschr. Med.,* 13/2012, S. 86
»Moderner Blutdrucksenker verzeiht Einnahmefehler«, in: *Herz,* 6/2010, S. 435
Nielsen, S.F. et al., »Senken Statine die Krebssterblichkeit?«, in: *N. Engl. J. Med.,* 2012;367,1792
»Omega-3-Fettsäuren zusätzlich zum Statin sorgen für ein optimales Lipidmanagement«, in: *Cardiovasc,* 6/2009, S. 67
Overbeck, P., »Vit. D enttäuscht in Studien bei Hypertonikern«, in: *ÄrzteZeitung,* 11.9.2013
Rascher, W., »Bluthochdruck im Kindesalter«, in: *MMW-Fortschr. Med.,* 37/2010, S. 37

»Renale Denervation besiegt therapierefraktären Bluthochdruck«, in: *Cardio News,* Jg. 13, Nr. 11–12/2010

Saely, C.H. et al., »Hochdosierte Statintherapie für kardiovaskuläre Risikopatienten«, in: *Herz,* 7/2010

Sattar, N. et al., »Statins and risk of incident diabetes«, in: *The Lancet,* Online, 17.2.2010

Schaaf, L., »Vorsicht: Diese Medikamente sind diabetogen«, in: *MMW-Fortschr. Med.,* 37/2011, S. 42

Schaer, B.A. et al., »Risk of incident atrial fibrillation in patients who recieve antihypertensive drugs«, in: *Ann. Intern. Med.,* 152 (2010)78–84

Schilcher, H., Kammerer, S., *Leitfaden Phytotherapie,* München 2003

Scholze, J. et al., »Optimal treatment of obesity-related hypertension. The Hypertension-Obesity-Sibutramine-(HOS-)Study«, in: *Circulation,* 115:(2007), 1991

Schubert, M., »Radiofrequenz legt Nerven bei Hypertonikern lahm«, in: *MMW-Fortschr. Med.,* Nr. 36/2011, S. 36

Schulz, V., Hänsel, R., *Rationale Phytotherapie,* Berlin 2004

Steiner, R., *Geisteswissenschaftliche Gesichtspunkte zur Therapie* (GA 313), Dornach [5]2001

Steiner, R., *Geisteswissenschaft und Medizin* (GA 312), Dornach [7]1999

Steiner, R., Wegman, I., *Grundlegendes für eine Erweiterung der Heilkunst* (GA 27), Dornach [7]1991

Steiner, R., *Physiologisch-Therapeutisches auf Grundlage der Geisteswissenschaft* (GA 314), Dornach [4]2010

Steiner, R., *Rhythmen im Kosmos und im Menschenwesen* (GA 350), Vortrag vom 28. Juli 1923, Dornach [3]1991

Tao, J. et al., »Mangel an zirkulierenden endothelialen Vorläuferzellen trägt zum Nachlassen der arteriellen Elastizität mit steigendem Lebensalter bei«, in: *Journal of Human Hypertension,* Band 20, Nr. 7, Juni 2006

Tzemos, N. et al., »Nebivolol normalisiert die Endothelfunktion bei essentieller Hypertonie«, in: *Perfusion,* 17; 2004:28

»Vademecum Anthroposophische Arzneimitel«, *Der Merkurstab,* Supplement, Jg. 61, 2008

»Verbesserung des Therapiespektrums«, in: *Medical Tribune,* 44. Jg., Nr. 51–52, 18.12.2009

Vierling, W., »Magnesium unterstützt die antihypertensive Therapie«, in: *MMW-Fortschr. Med.,* 51–52/2010, S. 42

»Vitamin-D-Behandlung zur Blutdruckbehandlung nutzlos«, in: *Kompakt Kardiologie,* Januar/Februar 2014

Weil, J., »Blutdrucksenkung durch selektive Denervierung der Nierenarterien«, in: *CardioVasc,* 2/2010, S. 53–56

Weizel, A., »Triglyceride über 1000 mg/dl werden oft falsch therapiert«, in: *Cardiovasc,* 6/2009, S. 34

Windler, E., »Ja: Phytosterine dienen der Unterstützung der diätetischen Cholesterinsenkung«, in: *Cardiovasc,* 6/2011, S. 47

Register

Bildnachweis

Plainpicture: Titelbild (Elektrons 08), Seite 8/9 (Rudi Sebastian), 38/39 (Johner), 76/77 (André Schuster). *Shutterstock:* Seite 12/13 (R Skilton), 16 (Tobias W), 18/19 (RZ Design), 22 (Mikhail Bakunovich), 24/25 (XRoig), 34/35 (Radharani) 56/57 (sergign), 64/65 (aaltair), 82/83 (Anest), 86 (SOMMAI), 88/89 (Natalia Mylova), 102 (Suriya Kankliang), 108/109 (vivanm), 120 (wk1003mike), 128/129 (Vaclav Volrab).